TELESSAÚDE & SERVIÇOS SOCIAIS

O futuro do serviço social e relações humanas

TELESSAÚDE & SERVIÇOS SOCIAIS

O futuro do serviço social e relações humanas

Cândido Rodrigues

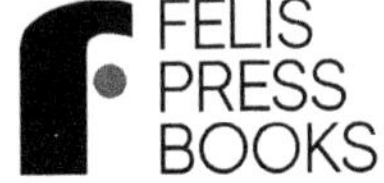

editor Marcel Lopes
coordenação editorial Paula Cajaty
revisão e adaptação Margarida Fontes
projecto gráfico Bookxpress
imagem da capa AdobeStock

Título
Telessaúde e serviços sociais: o futuro do serviço social e
relações humanas
Autor
Cândido Rodrigues
Impressão
Ingram

ISBN 978-989-9069-21-3
e-ISBN 978-989-9069-08-4
1ª edição: Março, 2022

GATO·BRAVO
rua Veloso Salgado, 15 A
1600-216 Lisboa, Portugal
tel. [+351] 308 803 682
editoragatobravo@gmail.com

editoragatobravo.pt

Sumário

Prefácio 9

Introdução 11

Capítulo 1 13
O que é telessaúde?

Capítulo 2 17
Por que é mais relevante hoje?

Capítulo 3 21
Como preparar uma sessão com o paciente usando telessaúde

Capítulo 4 34
Consideração e erros a evitar

Capítulo 5 40
Supervisão clínica: melhores práticas para todos os técnicos de saúde

Capítulo 6 54
Técnicas de telessaúde para avaliação e intervenção

Capítulo 7 66
O que você precisa saber sobre políticas, procedimentos, plataformas e práticas recomendadas

Capítulo 8 94
Ética e terapia a distância

Capítulo 9 110
Que treinamento entra no processo?

Capítulo 10 125
Quais são as vantagens?

Capítulo 11 135
A telessaúde veio para ficar

Conclusão... 174

Isenção de responsabilidade
Nenhuma parte deste livro pode ser reproduzida ou transmitida em qualquer forma, incluindo impressão, eletrônica, digitalização, fotocópia, mecânica ou gravação. Se houver necessidade de reutilizar o conteúdo deste livro, uma permissão por escrito do autor deve ser obtida com antecedência. Embora a editora e o autor tenham feito todos os esforços para garantir que as informações neste livro estivessem corretas no momento da impressão e embora esta publicação tenha o objetivo de fornecer informações precisas em relação ao assunto abordado, a editora e o autor não assumem qualquer responsabilidade por erros, imprecisões, omissões ou quaisquer outras inconsistências neste documento e, por meio deste, isentam-se de qualquer responsabilidade a qualquer parte por qualquer perda, dano ou interrupção causada por erros ou omissões, sejam esses erros ou omissões resultantes de negligência, acidente ou qualquer outra causa. Esta publicação pretende ser uma fonte de informações valiosas para o leitor, mas não pretende substituir a assistência especializada direta. Se tal nível de assistência for necessário, os serviços de um profissional competente devem ser procurados.

Prefácio

Com o aumento da pandemia COVID-19, também houve um grande aumento na necessidade de serviços de telessaúde. Por ser um método mais conveniente e menos oneroso de praticar serviços médicos, não são apenas os pacientes, mas também mais médicos e outros assistentes sociais que estão tentando optar por ele.

A falta de comunicação física também o torna muito mais seguro na era do distanciamento social. Mas isso não significa que vai desaparecer assim que acabar o distanciamento social. A verdade é que essa pandemia e o subsequente bloqueio forneceram espaço para muitas inovações que, com sorte, se tornarão uma parte permanente do mundo, e os serviços de telessaúde são uma dessas inovações.

Neste livro, discutimos os benefícios dos serviços de telessaúde e como as barreiras anteriores desses serviços estão sendo removidas rapidamente.

Temos também como objetivo ensinar aos assistentes sociais o que fazer e *não fazer nos serviços de* telessaúde e treiná-los sobre como utilizar esse serviço em benefício dos pacientes.

Introdução

Desde que a Organização Mundial da Saúde declarou o COVID-19 como uma pandemia e foi aplicado um bloqueio completo, tornou-se muito difícil para os pacientes obterem os tratamentos de que precisavam. Isso fez com que a maioria das agências tomasse a decisão de usar os serviços de telessaúde como forma de interagir com as famílias.

No entanto, ainda faltam informações sobre o assunto e as pessoas não têm experiência suficiente. Isso é especialmente verdadeiro para os técnicos em saúde mental que têm pouca prática no uso das plataformas projetadas para serviços de telessaúde.

Ao mesmo tempo, também existem problemas que os clientes e famílias desconhecem acerca destes serviços, enquanto alguns clientes podem não ter os computadores ou plataformas digitais necessárias para os obter.

Por isso, é importante que as pessoas, principalmente os profissionais de saúde, conheçam esses serviços e aprendam como torná-los mais acessíveis a todos.

Falta preparo dos órgãos para auxiliar os técnicos com um sistema confiável; especialmente quando se trata de conflitos sobre qual é o curso de ação correto para uma sessão e qual *não é*.

Esses problemas ainda persistem, e as agências e sistemas de serviços de saúde mental não tomaram as medidas adequadas para resolvê-los.

Assim, o autor decidiu escrever um livro para ajudar os profissionais de saúde a nível individual, para que possam compreender como podem estender os seus serviços através desta plataforma e ajudar mais pessoas durante esta pandemia e mesmo depois de as coisas retomarem a alguma normalidade.

Neste livro, vamos levá-lo em uma jornada passo a passo sobre como um assistente social pode se tornar um provedor de telessaúde utilizando os meios que já estão disponíveis para eles. Contaremos tudo o que você precisa saber sobre os procedimentos, políticas, plataformas e melhores práticas desses serviços. Também discutiremos quais plataformas principais fornecem esse serviço e qual será a mais adequada para suas necessidades. Ao mesmo tempo, também discutiremos os problemas que podem surgir enquanto destacamos os erros que você precisa evitar. No geral, tentamos tornar este livro o mais abrangente possível, detalhando todas as informações de que você precisará para iniciar e continuar esta prática.

Capítulo 1

O que é telessaúde?

O termo 'telessaúde' é definido como *a prestação de cuidados de saúde, educação em saúde e outras informações de saúde por meio de tecnologias remotas.'* Esses serviços incluem atendimento médico, educação do provedor e do paciente, serviços de informações de saúde e autocuidado.

Tudo isso por meio digital, sem a necessidade de um encontro presencial com o médico ou prestador de serviço social.

O que é telemedicina?

A definição de 'telemedicina' é o 'diagnóstico e tratamento remoto de pacientes por meio da tecnologia de telecomunicações'.

Este serviço engloba a utilização de tecnologias e sistemas de telecomunicações para administrar cuidados de saúde a pacientes que se encontram em local geograficamente diferente do dos médicos.

Por exemplo, um médico pode conduzir uma consulta de atendimento de urgência para um paciente em um país diferente por meio de uma videochamada. Ou um radiologista pode estudar e interpretar os resultados de imagem de um paciente em um hospital que atualmente não tem um radiologista em sua equipe. Esses serviços são geralmente fornecidos para condições sem risco de vida.

Telessaúde versus telemedicina

Embora ambos os termos sejam comumente usados de forma intercambiável, a telessaúde, na verdade, evoluiu para cobrir uma gama mais ampla de serviços e atividades de saúde digital.

Onde a telemedicina se refere apenas à prática específica da medicina por meios remotos, a telessaúde é mais um termo geral que não apenas cobre todos os aspetos da telemedicina, mas também todos os componentes e atividades da saúde e todos os serviços de saúde que são realizados por meio da tecnologia de telecomunicações.

Essas atividades de saúde incluem dispositivos vestíveis que registram e transmitem sinais vitais, educação em saúde, comunicação remota de provedor a provedor etc. Suas aplicações vão além de áreas clínicas remotas.

Tecnologia de telessaúde

Houve alguns avanços enormes em várias formas de tecnologia relacionadas à tecnologia de telessaúde. Algumas das tecnologias que estão sendo implantadas incluem *mHealth* (saúde móvel), tecnologias de áudio e vídeo, fotografia digital, monitoramento remoto de pacientes (RPM), tecnologias de armazenamento e encaminhamento etc.

Saúde móvel

Atualmente, cerca de 96% da população possui celular, sendo 81% deles *smartphones*. Isso torna os telefones celulares uma das melhores formas de alavancagem para a promoção de melhores resultados de saúde e um maior acesso aos cuidados.

O conceito *mHealth* basicamente significa usar *smartphones, tablets* ou *laptops* para fornecer aplicativos e programas de saúde que sejam facilmente acessados pelos pacientes. Esses aplicativos permitem que os pacientes rastreiem suas medições de saúde, definam medicamentos e lembretes de compromissos, compartilhem informações com médicos etc.

Existem centenas de tais aplicativos que podem ser usados por pacientes para gerenciar condições como asma e diabetes, bem como para perder peso ou parar de fumar. Além disso, esses aplicativos móveis também permitem que os pacientes agendem consultas com seus provedores de saúde por meio de videoconferências e mensagens de texto.

Telessaúde por meio de videochamadas

Outra grande inovação na indústria de serviços de telessaúde é o uso de videochamadas, videoconferências, videocassetes e câmeras de alta resolução.

Muitos médicos estão conquistando distâncias e proporcionando acesso a pacientes que têm problemas para ir ao médico ou ao hospital, marcando consultas em chamadas de vídeo. Dessa forma, eles utilizam plataformas de comunicação de vídeo em tempo real.

Este serviço tem sido usado para fornecer cuidados de saúde para presidiários, militares, pacientes que vivem em áreas rurais etc.

Monitoramento Remoto do Paciente (RPM)

Este serviço inclui a notificação, coleta, transmissão e avaliação dos dados de saúde dos pacientes por meio de dispositivos eletrônicos, como *wearables*, dispositivos móveis, aplicativos para *smartphones* e computadores com conexão ativa à Internet.

Esses dispositivos RPM também lembram os pacientes de se pesar e transmitir as medições a seus médicos.

Outros dispositivos vestíveis e eletrônicos de monitoramento estão sendo usados para coletar e transferir dados de sinais vitais que incluem pressão arterial, estatísticas cardíacas, taxas respiratórias e níveis de oxigênio.

Alguns dispositivos também estão sendo usados para rastrear os níveis de glicose no sangue que relatam níveis altos ou baixos para os pacientes, bem como para seus provedores de saúde.

Isso pode permitir a detecção precoce de alguma forma de complicações em pacientes e identificar problemas que precisam de atenção médica que, de outra forma, poderiam passar meses sem serem detetados. Também proporciona uma melhor atenção antes de uma consulta pessoal com o médico.

Obviamente, o conceito de serviços de telessaúde é muito mais profundo do que apenas esses princípios básicos, mas aprofundaremos mais à medida que avançarmos neste livro.

Capítulo 2

Por que é mais relevante hoje?

Por mais inovação que a indústria de telessaúde tenha visto nos últimos anos, a necessidade nunca foi tão grande como atualmente. E o maior contribuinte para essa demanda é a pandemia COVID-19.

Confinamento

O coronavírus causou uma grande interrupção no funcionamento das coisas em todo o mundo. As pessoas foram aconselhadas a ficar em casa e praticar o distanciamento social. Alguns países até começaram a cobrar multas de pessoas que saíssem de casa, exceto em caso de emergência. Não será exagero dizer que a pandemia literalmente mudou o mundo em poucos meses.

Com todas essas mudanças ocorrendo ao nosso redor, as pessoas começaram a encontrar maneiras de fazer tudo em casa. A maioria das empresas descobriu maneiras de permitir que seus funcionários trabalhem em casa. Compras e entregas online tornaram-se ainda mais comuns. E tão rápido quanto tudo está acontecendo, a maioria das pessoas está se adaptando a esse novo estilo de vida, embora com um pouco de dificuldade.

Nestes tempos, o serviço de telessaúde é uma ótima solução para muitos problemas. Muitas pessoas têm problemas de saúde que poderiam ser facilmente resolvidos com a orientação certa, sem realmente ter que visitar um hospital. E é aqui que esses serviços são úteis.

Também é verdade que hoje em dia muita gente tem medo de ir aos hospitais. Eles não querem correr o risco de serem infetados pelo coronavírus a qualquer custo, então eles preferem lidar com o que estão sofrendo em casa. Isso pode ser fatal muito em breve, pois as pessoas podem atrasar o diagnóstico de algumas doenças, agravando a sua condição. Por isso é necessário que essas pessoas tenham acesso aos serviços de telessaúde: não só é benéfico para os pacientes, mas também é mais conveniente para os médicos e hospitais.

Desde o início da pandemia, as pessoas com o vírus começaram a migrar para os hospitais. Como a maioria dos hospitais não estava pronta para lidar com algo dessa magnitude, está se tornando cada vez mais difícil para eles lidar com tantos pacientes. Os hospitais estão lotados, sem lugar para novos pacientes.

Em tempos como estes, ser capaz de diagnosticar os pacientes sem que eles realmente compareçam ao hospital aumenta a conveniência e a segurança dos médicos e dos pacientes. Minimiza a interação face a face, o que promove diretamente o distanciamento social.

Como está bastante claro que os serviços de telessaúde e telemedicina serão muito importantes nos próximos tempos, a tecnologia já está sendo atualizada o máximo possível.

De fato, a Organização Mundial da Saúde mencionou que o serviço de telemedicina é um dos serviços importantes que serão usados para "fortalecer a política de Resposta dos Sistemas de Saúde ao COVID-19". De acordo com esta nova política da OMS, a telemedicina pretende ser um dos principais modelos alternativos de serviços clínicos e de apoio na ação de otimização da prestação de serviços.

Isso também é necessário para diminuir a desigualdade de serviços de saúde entre os países. Quando você olha as estatísticas, a diferença se torna ainda mais proeminente. O número de médicos na Austrália é de cerca de 5,2 para uma população de 1.000 pessoas, enquanto a Turquia tem cerca de 1,9 médicos para cada 1.000 pessoas. A somar a isso, nem sequer é possível dar conta do desequilíbrio na qualidade da oferta de saúde e no acesso aos serviços de saúde.

A tecnologia necessária para os serviços de telessaúde pode funcionar muito bem na tentativa de combater essa diferença. Tudo que você precisa é de alguma tecnologia básica que lhe permita ter uma internet e a capacidade de ligar para alguém do outro lado da fronteira, e você pode basicamente lutar contra todas as pequenas doenças em casa.

A estrutura da força de trabalho envolvida na saúde também está mudando rapidamente. Um em cada três médicos tem mais de 55 anos. Essa é uma grande maioria. A razão pela qual este é um problema maior hoje do que há alguns meses é que o vírus COVID é mais fatal para pessoas acima de 50 anos. E considerando que os profissionais de saúde estão basicamente na linha de frente quando lutam contra o coronavírus, um terço dos médicos corre um grande risco. É aqui que a telessaúde pode ser especialmente benéfica. Considerando que esses médicos provavelmente deveriam dedicar seu tempo ao mínimo contato humano possível, eles provavelmente podem ajudar as pessoas por meio de serviços de telessaúde e telemedicina.

A telessaúde também pode ter um benefício direto ao tentar achatar a curva, que é a demanda mais priorizada em todo o mundo no momento.

Na verdade, já houve um aumento na demanda por esses serviços nos últimos meses. A pandemia realmente desafiou as pessoas a encontrar soluções para muitos problemas que nem pareciam ser um problema no passado e, felizmente, uma boa parte da população mundial está se esforçando ao máximo para trabalhar por um amanhã melhor.

Obviamente, também existem muitas dificuldades neste caminho e alguns obstáculos importantes têm de ser ultrapassados para tornar este serviço acessível a todos. Um dos principais problemas que precisam ser resolvidos é a falta de médicos e clínicos que possam prestar este serviço. Embora alguém que já seja treinado em serviços médicos não precise de nenhum treinamento especial para se tornar um trabalhador do serviço de telessaúde, ainda é necessário algum treinamento básico para entender como funciona. Eles também precisam aprender quais são as limitações deste serviço e como superá-las.

Também deve haver uma linha definida sobre quais problemas não podem ser resolvidos por telecomunicação e quando o paciente precisa ser encaminhado para um centro médico.

Uma vez que essas coisas são definidas e colocadas em prática, pode-se aprender como implementar esses serviços para o grande público.

Também é importante estabelecer uma conexão segura entre o provedor de serviços de saúde e o paciente, para o bem da segurança de ambas as partes. Com o aumento dos ataques cibernéticos nos últimos tempos, isso pode ser uma das coisas mais necessárias para tornar isso mais comum.

É seguro dizer que as pessoas já estão trabalhando para atingir todos esses objetivos, mas ainda há um longo caminho a percorrer.

Capítulo 3

Como preparar uma sessão com o paciente usando telessaúde

Um dos principais motivos pelos quais os pacientes podem evitar os serviços de telessaúde é o fato de não terem consciência do que eles realmente são e, por extensão, não saberem como as coisas funcionam. Ao ajudá-los a se prepararem com antecedência para a consulta virtual, você poderá aliviar um pouco a tensão deles e incentivá-los a optar pelo serviço.

Preparação de pacientes para telessaúde

Existem algumas etapas e abordagens que você pode seguir para ajudar seus pacientes a se prepararem para a telessaúde.

Apresentando pacientes à telessaúde

É possível que a maioria dos pacientes queira aprender sobre a nova tecnologia e como ela funciona assim que souberem dela, e você pode aproveitar esta oportunidade perfeita para explicar todos os aspetos tecnológicos para que as coisas possam começar o mais rápido que possível. No entanto, uma abordagem melhor é começar explicando a definição básica para eles. Você pode usar uma definição ao longo das linhas a seguir para explicar o propósito básico do serviço.

Por definição, o serviço de telessaúde é o diagnóstico e

tratamento remoto de pacientes com o auxílio de tecnologia digital e de comunicação. Basicamente, significa utilizar meios de comunicação de áudio e vídeo pela Internet para realizar consultas médicas que antes exigiam a sua ida a um hospital ou a uma clínica médica. No entanto, a telessaúde pode se referir a uma gama mais ampla de assuntos, não se limitando apenas a exames médicos. Isso pode incluir serviços remotos não clínicos, como reuniões administrativas, treinamento de provedores, educação médica contínua, etc. O aspeto da telessaúde que lida estritamente com serviços clínicos é denominado 'telemedicina'.

Ao familiarizá-los com o conceito básico de telessaúde, você pode passar para seus aspetos mais detalhados.

Benefícios da telessaúde

A única forma de os pacientes concordarem em optar por este serviço é se virem alguma vantagem nele. Portanto, a próxima coisa que você deseja fazer é explicar a eles em detalhes todos os benefícios que podem colher ao optar pelos serviços de telessaúde.

Existem vários benefícios dos serviços de telessaúde sobre os quais você pode conversar com seus pacientes. Para começar, eles podem economizar muito dinheiro optando por um compromisso virtual. Se você olhar para os números, os serviços de telessaúde podem significativamente reduzir o custo de visitar um médico e outros custos que eles podem incorrer se forem para uma consulta física. Isso inclui transporte, taxa de hospital etc. Os serviços de telessaúde permitem que o prestador de cuidados de saúde possa ver o paciente onde quer que esteja. Portanto, isso economiza muito dinheiro para os pacientes.

No entanto, o benefício mais importante do serviço de telessaúde é que ele torna mais fácil fornecer serviços a pessoas que, de outra forma, não seriam capazes de acessar esses serviços. Como todo o serviço é alimentado por tecnologia digital, qualquer pessoa com conexão à Internet e alguns aparelhos básicos pode consultar médicos especialistas, independentemente de sua localização geográfica.

A verdade é que existe uma escassez de médicos que aumenta constantemente. Então, assistentes sociais fazendo uso desse serviço para chegar a lugares onde um médico não chega, pode ser muito benéfico. E uma vez que o mundo se tornou uma Aldeia Global devido à inovação galopante no ramo da tecnologia, com um pouco de trabalho duro, dificilmente há alguém que não possa beneficiar deste serviço.

Além disso, este serviço também aumenta a qualidade da assistência à saúde e maiores chances de satisfação com o atendimento médico prestado. Como pode ser usado para reduzir muitas visitas desnecessárias ao pronto-socorro, também ajuda a manter o local em melhores condições. Os pacientes não precisam viajar para serem tratados, o que reduz o risco de contrair ou transmitir um vírus ou qualquer bactéria pelo caminho.

A satisfação dos pacientes é um indicador chave de desempenho em telessaúde e também nos serviços médicos em geral, por isso é muito importante ter isso em mente. O reduzido esforço que o paciente precisa fazer para conseguir o serviço permite que sua experiência melhore drasticamente. E mesmo que eles recebam mais ou menos o mesmo serviço que teriam recebido se tivessem vindo à clínica, o estresse reduzido tem um efeito psicológico que lhes dá mais satisfação. Este é um efeito direto da redução de custos e complicações.

Por último, na sequência dos recentes acontecimentos relacionados com COVID-19, outros serviços também permitem achatar a curva do vírus. Como os hospitais estão quase todos lotados de pacientes COVID-19 positivos e é recomendado que as pessoas fiquem em casa o máximo que puderem, a telessaúde pode ajudar a protegê-los desse vírus.

Ao informá-los sobre todos esses benefícios, você ajudará a aumentar sua confiança e segurança no serviço. Isso tornará mais fácil para eles considerar isso em vez de suas consultas clínicas habituais.

Logística de nomeação

Discuta a logística do serviço que você presta ao seu cliente. Em que horários você oferece serviços de telessaúde? Como um paciente pode marcar uma consulta com você? Deverá estar mais alguém presente durante a consulta? Se sim, quem será e qual será o propósito de estar lá? (Isso pode incluir um cuidador, um intérprete, assistente técnico, etc.). Qual tecnologia seria exigida pelo seu paciente para que ele utilizasse seus serviços? Há algum aplicativo especial que eles precisam baixar? De que maneira você pode ajudá-los a configurar sua tecnologia para um compromisso sem complicações?

Discutir todas essas coisas com seu cliente dará a ele uma imagem mais clara de como as coisas devem funcionar durante uma consulta de telessaúde.

Obter consentimento informado

Depois de cobrir todas as informações básicas e benefícios do serviço, você precisa obter um consentimento informado do paciente a respeito do serviço. As leis sobre o consentimento informado do paciente antes de optar pelos serviços de telessaúde, podem variar drasticamente de um estado para outro. Embora vários estados exijam o consentimento informado do paciente por escrito antes de seu contato com os serviços de telemedicina, incluindo o tipo de interação com que eles se sentem confortáveis, há alguns estados que não exigem esse consentimento informado. Alguns estados exigem apenas consentimento informado para formas de comunicação eletrônica de tipos específicos, como e-mails ou mensagens de texto.

No entanto, a recomendação geral é que os prestadores de cuidados de saúde devem obter consentimento informado de seus pacientes, independentemente do que as leis estaduais exigirem, pois não poderia haver nenhum dano, mas pode ser útil. Mas se o seu estado exige consentimento informado, então é melhor estudar as leis a respeito de forma adequada e obter com antecedência exatamente todas as documentações de que você precisa.

Configurando os pacientes com novas tecnologias

Agora que o trabalho teórico acabou, você tem que explicar os aspetos mais práticos do serviço aos seus pacientes. A parte mais importante de um compromisso de telessaúde é ter a tecnologia adequada em ambas as extremidades, juntamente com dispositivos que suportam essa tecnologia. Se o seu paciente não tiver alguns dispositivos básicos necessários para que você possa conduzir a consulta, isso pode ser um problema. É por isso que é importante que você discuta essas coisas com antecedência.

Portanto, incentive os pacientes a testar sua tecnologia atempadamente. Em termos práticos, não é necessário muito do paciente para iniciar suas consultas de telessaúde. Para começar, basta um aparelho básico ou *smartphone* que suporte videochamadas, pois basicamente o serviço de telessaúde é apenas uma videochamada com o médico em seu centro. No entanto, é importante que eles tenham uma conexão de dados de celular ou Wi-Fi forte, pois isso ajudará a que a visita transcorra sem problemas e sem falhas.

Fazê-los testar todas essas coisas antes da primeira

consulta tornará a visita descomplicada para vocês dois, ao mesmo tempo que economiza seu tempo. Se eles precisarem de algum aplicativo especial para comunicação, faça o download com antecedência. Uma vez que cada plataforma é diferente, certifique-se de informar previamente o seu paciente se houver algum requisito especial.

Descubra mais sobre a tecnologia disponível para o paciente

Embora a comunicação de telessaúde tenha avançado muito nos últimos tempos, ainda pode enfrentar algumas limitações devido à falta de bons recursos tecnológicos. É possível que nem todo cliente que você atende, possua uma internet de alta velocidade com uma câmera HD.

Para ter certeza de que você está preparado para todas essas coisas, pergunte ao seu paciente sobre a tecnologia que ele tem disponível antes da consulta. Essas informações ajudarão você e seu paciente a se preparar melhor para a consulta. Por exemplo, se eles não tiverem internet de alta velocidade, o vídeo pode não ser tão rápido quanto vocês dois gostariam. Isso exigirá que você se comunique com mais clareza. Você também terá que soletrar tudo; até mesmo as coisas que você pode ter explicado com gestos manuais ou outros movimentos físicos em um ambiente pessoal. Pode ser difícil para o paciente se concentrar em seus gestos físicos durante uma videochamada e seria ainda mais difícil interpretá-los. Portanto, é melhor não esperar que eles façam isso e, em vez disso, se esforce um pouco mais no que você está dizendo.

Outra coisa que você deve ter em mente é o lag que pode vir em vídeos com internet lenta. Isso pode exigir que você espere cerca de um ou dois segundos após as últimas palavras do paciente antes de começar a falar para ter certeza de que ele parou completamente de falar. No entanto, você pode ajustar a velocidade de sua conversa durante o próprio compromisso para garantir a melhor qualidade de conversa, pois o tempo de atraso pode mudar de tempos em tempos.

Apoio a pacientes que não possuem serviços de internet ou telefone

Isso exigirá que você faça alguns ajustes nos meios de comunicação e talvez até mesmo na forma como fará a visita. É provável que você dependa mais da comunicação verbal, pois pode depender de uma chamada de voz em vez de uma chamada de vídeo. Isso exigirá que você e seu paciente ajustem sua fala a uma taxa mais baixa para poder se comunicar com mais clareza.

No entanto, se eles não tiverem telefones ou serviços de Internet, talvez seja necessário fazer um esforço extra para ajudá-los. Estatisticamente falando, de acordo com a pesquisa da Universidade de Pittsburgh e pesquisadores da Harvard Medical School, mais de 41% dos pacientes do Medicare não têm acesso a um computador *desktop* ou *laptop* com internet de alta velocidade. Além disso, quase 41% não possuem *smartphone* com plano de dados sem fio, enquanto 26% dos pacientes não têm acesso a nenhum deles.

Portanto, não seria improvável que você encontrasse pacientes que não têm acesso a esses serviços. Nesses casos, deve ser sua responsabilidade como assistente social fornecer a eles o máximo de assistência possível e encontrar recursos para ajudá-los.

Oriente seus pacientes pelo processo de configuração

A última coisa que você precisa fazer antes que a reunião virtual real ocorra é garantir que seus pacientes estejam cientes de todo o processo de configuração da reunião.

Em um ambiente clínico normal, tudo que seus pacientes precisam fazer é entrar no consultório do provedor de saúde e de lá em diante, várias pessoas estariam disponíveis para ajudá-los.

No entanto, durante a consulta de telessaúde, eles terão que fazer tudo isso sozinhos. Portanto, certifique-se de orientá-los em todo o processo de preparação para a reunião. Isso inclui falar acerca do dispositivo que eles usariam, um resumo sobre como o aplicativo que está sendo usado para conduzir a reunião será usado naquele dispositivo específico e tudo mais que eles precisem saber para um compromisso sem complicações. Certifique-se de fazer perguntas sobre se eles entenderam ou não. Deixe-os confortáveis para que possam fazer qualquer pergunta sobre a qual estejam confusos e ajude a esclarecer suas confusões tanto quanto possível.

Forneça aos pacientes informações sobre solução de problemas

Por mais que a tecnologia tenha avançado, ela não se tornou perfeita. Embora não seja tão comum como costumava ser, é possível que a tecnologia que você está usando para conduzir a reunião enfrente uma falha técnica durante a visita, ou mesmo falhe totalmente. Esses problemas podem fazer com que seu cliente termine em uma situação pior do que já estava e, potencialmente, fazer com que você perca um paciente. Portanto, é importante manter um plano de backup caso ocorra algum desses incidentes.

Falhas técnicas podem acontecer de muitas maneiras diferentes durante uma reunião. Isso inclui dificuldade de carregar um vídeo para uma sessão de aconselhamento por videochamada, perda de uma conexão de sinal no telefone celular do seu cliente, dificuldade de logar no software, todo o site caindo, entre outros problemas. É basicamente inevitável que você experimente esses problemas em algum ponto durante sua prática. Portanto, é necessário que você esteja preparado e precavido para situações dessa natureza.

Além disso, é igualmente importante que esse plano seja para os pacientes e também para o provedor de telessaúde. O cliente que você está atendendo também deve estar ciente, desde o início, deste plano de emergência, para que também saiba quais ações tomar em caso de falha técnica. Isso também garantirá ao cliente que seus serviços estarão de volta em breve.

Deve ser fácil e factível colocar esses planos de backup em ação em caso de emergência. Por exemplo, se suas sessões forem realizadas por meio de videoconferências, ter o número de telefone do paciente à mão, caso algo dê errado com o vídeo, pode ser suficiente para ajudar a lidar com a situação e, ao mesmo tempo, deixar o cliente confortável.

Não ser capaz de se comunicar fisicamente coloca ambos, o profissional de saúde e seu paciente, em uma situação delicada. Portanto, ter um plano de backup para o caso de as coisas darem errado pode salvar vidas. Portanto, certifique-se de ter um plano com antecedência para tudo o que pode dar errado certifique-se de fornecer todos esses detalhes ao seu paciente antes ou no início de sua primeira sessão.

Mantenha os pacientes informados sobre as mudanças

Ser um provedor de um serviço de telessaúde não significa que você estará disponível o tempo todo. Haverá situações em que você não poderá marcar hora por um motivo ou outro. Ao mesmo tempo, podem surgir situações que podem impedi-lo de uma reunião que já foi agendada. É por isso que o serviço de telessaúde não deve ser usado como um substituto para emergências.

No entanto, se ocorrerem situações em que você planejou uma reunião, mas não pode aparecer por um motivo válido, é importante que você informe seus pacientes o mais cedo possível. Provavelmente, seus pacientes devem ter mantido tudo em espera para garantir que comparecerão à reunião. Portanto, não os deixe no escuro até o último segundo, e mantenha-os informados sobre quaisquer questões de horário ou reunião que surgirem antes do compromisso.

Ajudando os pacientes a se prepararem para a consulta

Depois de cobrir as partes básicas e detalhadas dos serviços de telessaúde, dê aos seus pacientes uma breve visão geral da consulta virtual em si. Isso inclui incentivá-los a prepararem previamente quaisquer dúvidas que tenham sobre suas condições, pedindo-lhes que guardem todos os seus documentos e resultados de testes que possam ser úteis para a reunião com eles antes da nomeação etc. De modo geral, uma reunião de telessaúde pode ser de até 20 % de tempo mais curto do que uma reunião interna. Para o benefício do seu paciente, você quer ter certeza de maximizar o uso desse tempo.

Portanto, você não quer que seus pacientes se atrapalhem com documentos ou pensando em alguma pergunta após o término da reunião. Portanto, incentive-os a definir uma agenda para que você possa começar a explorar os problemas que podem estar afetando o mais rápido possível.

Expectativas e instruções básicas

Ao incentivá-los a preparar perguntas para a reunião, certifique-se de definir algumas expectativas básicas para as reuniões também. Qual é o objetivo da consulta? O que vocês dois esperam disso? Quais são os resultados prováveis e improváveis da consulta? Que ações você pretende tomar caso os resultados não sejam os que você gostaria que fossem?

Tudo isso deve ser discutido antes do início da reunião, para que você possa apresentar um conjunto de instruções para ajudar o encontro a ser ainda mais tranquilo.

Privacidade

Como a reunião será inteiramente online, é importante tomar precauções que irão garantir a sua privacidade, bem como a privacidade do seu paciente. O amplo acesso à Internet tornou o *hacking* e outros crimes *online* muito comuns. Portanto, a responsabilidade de garantir que os dados compartilhados durante uma reunião de consulta de telessaúde permaneçam seguros, recai sobre os ombros do profissional de saúde.

Para garantir essa privacidade, você deve se certificar de que o serviço que está usando para conduzir a reunião de telemedicina é seguro e está em total conformidade com as leis de privacidade dos serviços de telessaúde. Certifique-se de que a comunicação que está realizando, ocorra em uma conexão segura e que toda a transmissão seja criptografada. A melhor maneira de fazer isso atualmente é usando sistemas compatíveis com HIPAA para fornecer serviços de telessaúde. Esses sistemas possuem todos os protocolos implementados para ajudar a garantir a segurança de ambas as partes.

Outra coisa importante a ter em conta é que todas as informações relativas aos pacientes permanecem seguras.

Se você pretende usar qualquer uma de suas informações para fins de pesquisa, você precisa obter permissão deles com antecedência, garantindo-lhes também que qualquer informação usada permanecerá confidencial.

Ao mesmo tempo, também é importante garantir sua própria segurança como provedor de serviços de telessaúde. Estando em uma área como essa, principalmente quando você está prestando um serviço a preços mais baixos, é natural que você encontre todo o tipo de pessoa. Isso inclui pessoas que não são tão agradáveis e complacentes.

Para situações como essas, é importante definir orientações adequadas para as reuniões sobre as quais os pacientes são informados antes da consulta. O paciente deve estar ciente de seus limites e saber que qualquer ação inadequada não será tolerada. A maioria das plataformas de telessaúde possui vários métodos de segurança implementados para garantir a segurança do provedor e do paciente.

No entanto, não importa o quão seguro seja um protocolo online, é possível violá-lo se você puder encontrar as ferramentas certas hoje em dia. A internet se tornou um lugar muito perigoso nos dias de hoje, por isso é muito necessário estabelecer limites e diretrizes ao interagir com estranhos por meio de videochamada, qualquer que seja a finalidade do chat.

Criando um Plano de Segurança

Também é importante criar protocolos de emergência com antecedência; no caso de a necessidade surgir durante uma sessão. O que acontece se o paciente precisar repentinamente de assistência médica? Como você os alcançaria? Para ter certeza de que está preparado para tal crise, certifique-se de ter algumas informações cruciais, incluindo a localização atual do paciente, bem como seu número de telefone e um número de contato de emergência. Caso esteja trabalhando com um novo cliente, lembre-se sempre de verificá-lo, através do seu documento de identidade com foto e também com alguns detalhes do caso para evitar fraudes.

Discuta os protocolos de emergência com o paciente com antecedência, caso algo aconteça durante a sessão, para que você, como provedor, esteja preparado para qualquer situação que possa surgir.

Configuração de compromisso

Finalmente, agora é a hora de preparar o compromisso. Se você seguiu todas as etapas acima corretamente, então esta deve ser muito fácil. Supondo que todos os aspetos tecnológicos e outros da reunião já tenham sido tratados, tudo que você precisa fazer agora é fornecer seus serviços como provedor de saúde.

Portanto, certifique-se de que seu cliente esteja tão confortável quanto estaria se estivesse em um ambiente clínico real com um médico, e comece a discutir os problemas médicos para os quais a consulta está sendo marcada.

Capítulo 4

Consideração e erros a evitar

Tão importante quanto aprender os métodos de prestação de serviços de telessaúde aos pacientes, também é importante entender quais erros evitar. Embora cada caso seja diferente, existem alguns erros comuns que devem ser evitados. Aqui estão esses erros dos quais você deve estar ciente, para não acabar cometendo-os sozinho.

Falha ao criar um caso de uso da telessaúde

Antes mesmo de começar a procurar os melhores serviços de telessaúde fornecendo software, você deve definir seu caso de uso de telessaúde. Esta deve ser a primeira consideração que qualquer provedor de saúde deve ter em mente ao criar seu programa de telessaúde.

Para entender o que é um caso de uso de telessaúde, você precisa responder às seguintes perguntas:

- Qual será a população de pacientes que você terá como alvo com seu serviço?
- Qual será a condição médica específica que você tratará como provedor de telessaúde?
- Que tipo de telemedicina você usará (ao vivo, armazenar e encaminhar, monitoramento remoto do paciente)?
- Quais são seus principais objetivos para se tornar um provedor de serviços de telessaúde?

Através dessas perguntas, você encontrará seu foco em relação ao seu serviço de telessaúde e guiará seu processo de pesquisa enquanto busca as melhores soluções. Se você não criar essa base, que é conhecida como o caso de uso de telessaúde, provavelmente irá para a próxima fase e ficará sobrecarregado com as opções em potencial, sem saber qual é o melhor software de telemedicina para atingir seu objetivo principal.

Escolha de uma solução da telessaúde sem serviço de suporte

Existem muitos softwares de solução de telessaúde que você pode escolher para fornecer seu serviço. No entanto, muitos deles são considerados soluções mínimas de telessaúde que são pouco mais do que um aplicativo de chat de vídeo seguro. Normalmente, essas soluções de telessaúde não terão uma equipe técnica ou de suporte que possa ajudá-lo em momentos de emergência ou se você precisar de alguma dúvida respondida.

Essas opções podem funcionar para alguns provedores de saúde, mas não o tornarão bem-sucedido nesse campo e não será capaz de ajudar tantas pessoas. Ter um treinador de telessaúde para ajudar a guiá-lo durante a fase de lançamento de seu serviço e fornecer acesso a suporte técnico para você e seus pacientes, pode ser a principal chave para seu sucesso.

Ignorar o teste de 'Família e Amigos'

Não importa o quão qualificado você seja ou o quanto você aprendeu sobre este serviço, você cometerá alguns erros no início. Então, convidar seus amigos e familiares para alguns faz de conta de sessões podem, na verdade, ser uma etapa crucial antes de você se tornar público.

Porque se você pular essa etapa, vai acabar cometendo pequenos erros com seus pacientes, que podem ser ruins para sua imagem em público. Ao passo que fazer algumas sessões com seus amigos e familiares o ajudará a aprender quais erros você está cometendo e quais falhas podem ser corrigidas. Após a reunião, peça a seu amigo ou familiar para lhe dar um *feedback* honesto sobre seus serviços e, em seguida, leve em consideração o conselho deles e trabalhe nisso antes de começar a atender pacientes reais.

Uma vez você decide atender online os pacientes, você tem que ter ainda mais cuidado com a forma como você age e trabalha. Já examinamos uma extensa lista de coisas que você deve fazer durante uma reunião para garantir que seu cliente se sinta seguro e confortável durante a reunião. Isso também ajudará a criar uma boa imagem pública de você, e seus pacientes podem acabar sugerindo você a outras pessoas que conhecem.

Porém, há uma lista de coisas que você também evita para não atrapalhar suas visitas virtuais com os clientes. Cometer esses erros pode manchar sua imagem na frente dos pacientes que podem acabar não considerando você para uma segunda reunião.

Lembre-se de que, ao fornecer um serviço online, muitas pequenas coisas podem dar errado e pequenos problemas podem afastar o paciente de você. Portanto, certifique-se de não cometer nenhum dos erros a seguir.

Atrasado para a consulta

O paciente já pode estar confuso e intimidado por ter que comparecer a uma consulta médica online. Se eles se inscreverem e perceberem que seu médico ainda não chegou, isso pode deixá-los ainda mais preocupados. Portanto, faça o possível para evitar que isso aconteça e mantenha seus pacientes à vontade tanto quanto possível.

Tente estar pronto para a consulta pelo menos 10 minutos antes da hora marcada. Assim, mesmo que acabe com algumas tarefas de última hora, você será capaz de lidar com elas sem se atrasar. Se algo acontecer e você estiver atrasado para a consulta por uma margem de mais de 5 minutos, informe o seu paciente com antecedência para que ele não se preocupe.

Deixando o paciente sem saber de suas qualificações

Muito tempo pode ser perdido se o paciente não estiver totalmente ciente de suas qualificações como profissional de saúde. Portanto, se for sua primeira reunião com um cliente, em vez de pular direto para a consulta, apresente-se primeiro. Diga a eles quem você é e por que é qualificado o suficiente para atendê-los.

Este também é o momento que você pode usar para se familiarizar mais com o seu paciente e delinear as expectativas que vocês dois têm da reunião. Ajude-os a conhecer as ferramentas ou recursos da plataforma de telessaúde e garanta que a consulta é totalmente confidencial. Certifique-se de construir um ambiente de confiança e seguro para o paciente, para que ele possa ser totalmente honesto com você sobre sua condição.

Perturbação durante a chamada

Provavelmente a pior coisa que poderia acontecer durante uma reunião de consulta de telessaúde. Se o paciente ouvir crianças gritando ao fundo ou se alguém entrar na sala durante a reunião, isso provavelmente fará com que o paciente perca a fé nos serviços. Claro, pode haver alguns clientes que não se importariam e provavelmente iriam rir disso; mas cria uma imagem profissional ruim.

Portanto, crie um espaço isolado e silencioso, longe

de qualquer tipo de interrupção. Certifique-se de que sua família ou colegas de quarto estejam cientes da reunião e peça a eles para não o incomodar por nada até que o tempo da consulta termine, a menos que seja uma emergência. Mantenha seu telefone no modo silencioso e bloqueie qualquer notificação que você possa receber em seu *laptop* ou computador. Torne a reunião o mais livre de interrupções possível.

Falha ao obter todos os documentos compartilhados durante a reunião

A maioria dos serviços de telemedicina exclui todos os documentos compartilhados durante uma reunião virtual assim que a chamada termina. Mesmo que você já tenha fornecido ao paciente soluções para seu problema, ainda é melhor que você mantenha um registro de todos os documentos que ele compartilhar durante a chamada.

Portanto, continue salvando tudo o que está sendo compartilhado assim que acontecer, em vez de esperar para baixar tudo junto no final da chamada, pois isso pode fazer com que você perca os documentos. Antes de encerrar a chamada, certifique-se sempre de pedir um segundo para verificar se baixou tudo ou não. Eles serão úteis para consultas futuras e podem até mesmo ajudá-lo em outros casos.

Superando as restrições tecnológicas

Muitas vezes, os profissionais de saúde cometem erros básicos durante reuniões virtuais, mas esses erros podem ter um grande impacto em seu relacionamento com o cliente. A maioria desses erros envolve o uso de tecnologia de telemedicina.

Andrew Watson, MD, cirurgião e usuário ávido dos

serviços de telemedicina, aborda esse problema dizendo: "É importante lembrar os limites de utilidade simples para o equipamento, como não apontar a câmera para a janela e colocar dispositivos móveis em espera."

O paciente desliga antes de pagar

Se você acredita que haverá despesas extras necessárias durante a reunião, explique-as ao seu paciente no início da consulta. Certifique-se de tirar quaisquer despesas, custos ou pagamentos da consulta de telessaúde assim que explicá-los aos pacientes.

Você também pode colocar algumas dessas informações no fluxo de seu *widget* de reserva para se certificar de que o paciente realmente clica e aceita essas condições de pagamento antecipadamente durante o processo prévio.

Você não está conseguindo nenhum compromisso

Não há literalmente nada que você possa fazer se, para começar, nem mesmo estiver conseguindo pacientes ou consultas. Portanto, o que você precisa fazer é divulgar e criar consciência sobre os serviços que está oferecendo. Ninguém saberá quais serviços você está oferecendo a menos que você diga a eles.

Boas maneiras de criar consciência sobre seus serviços incluem marcar presença nas redes sociais, manter seu site atualizado, enviar e-mails em massa para clientes, enviar notificações por sms para todos etc. através desses meios.

Se ainda não tem a certeza de como comercializar o seu serviço junto dos seus clientes, também pode consultar a sua equipa de soluções em telemedicina, uma vez que irão ajudá-lo a orientar no processo que melhor se conforma ao serviço que está a prestar.

Capítulo 5

Supervisão clínica: melhores práticas
para todos os técnicos de saúde

Antes de toda a pandemia COVID-19 ocorrer, o foco principal da prestação de serviços de telessaúde destinava-se a indivíduos que podem ser considerados parte da população carente.

De acordo com Administração de Abuso de Substâncias e Serviços de Saúde Mental (SAMSHA), a 'população carente' pode ser definida como

"Indivíduos que não têm acesso a tratamento devido à localização rural, desafios de transporte na comunidade, número inadequado de provedores de saúde comportamental, incluindo falta de atendimento médico primário e tratamento de transtorno de uso de substâncias e provedores de tratamento de transtorno mental e / ou restrições financeiras que afetam a capacidade desses clientes de acessar os serviços de tratamento de saúde comportamental necessários. O uso de tecnologia, incluindo serviços baseados na web, telefones inteligentes e aplicativos eletrônicos de saúde comportamental (e-apps) irá expandir e / ou melhorar a capacidade dos provedores de se comunicarem efetivamente com as pessoas em tratamento e monitorar e gerenciar sua saúde para garantir tratamento e serviços estão disponíveis onde e quando necessário. A tecnologia também pode ser usada por beneficiários para apoiar os esforços de recuperação e resiliência e promover o bem-estar."

No entanto, a iniciativa de ajudar a população carente foi prejudicada devido à pandemia COVID-19.

Um Pacote de Ajuda ao Coronavírus de US $ 2 trilhões foi introduzido como um esforço para ajudar a população carente a receber esses serviços após a pandemia. Esta estende a demonstração do Medicaid Community Mental Health Services que fornece atendimento coordenado a pacientes com saúde mental e transtornos por uso de substâncias, até 30 de novembro de 2020.

A Administração de Abuso de Substâncias e Serviços de Saúde Mental também recebeu US $ 425 milhões desse pacote de ajuda para aumentar o acesso a serviços de saúde mental nas comunidades, cuidar de pessoas sem-teto e fornecer serviços de prevenção de suicídio. $ 45 milhões também estão incluídos na conta para responder à violência doméstica e familiar, incluindo a prestação de serviços ou abrigo.

Além disso, o HR 748, o Ato de Ajuda e Segurança Econômica do Coronavírus ou a Lei CARES, alterou a regulamentação federal anterior. Anteriormente, era indicado que os serviços de telessaúde só poderiam ser prestados em caso de emergência com paciente já estabelecido.

No entanto, HR 748 já removeu esta disposição. Isso significa que agora um paciente não precisa de um relacionamento preexistente antes de receber os serviços de telessaúde, e o CMS afirmou que a telessaúde agora pode ser usada tanto para pacientes já estabelecidos quanto para novos.

Uma coisa importante a ter em mente é que, devido ao serviço agora estar disponível para todos que podem acessá-lo, muitos dos destinatários deste serviço durante a pandemia de COVID-19 podem nunca ter recebido qualquer tipo de serviço de trabalho social eletrônico antes. Portanto, seria necessário ser mais útil para ajudá-los a entender o serviço e como ele os beneficia.

Prática de Trabalho e-Social

Por definição, *e-Social Work Practice* é a advocacia, investigação e prática no campo do serviço social. Melhores resultados são criados para serviços para clientes e organizações que os atendem por meio da inovação e do uso de tecnologias de informação e comunicação.

Modos e plataformas de entrega

O UCT específico usado para entrega de intervenção é uma parte da autoeficácia da tecnologia. A entrega da intervenção tem duas categorias principais:
- Síncrono (hora específica, qualquer lugar)
- Assíncrono (a qualquer hora, em qualquer lugar)

Por exemplo, terapias individuais podem ser administradas de forma síncrona por chat e videoconferência e de forma assíncrona por e-mail. Considerando que as terapias de grupo podem ser fornecidas de forma síncrona por meio de videoconferência e de forma assíncrona por meio de fóruns de discussão.

Para estar atualizado e culturalmente competente, é necessário que as pessoas por trás da prática levem em consideração tanto os clientes individuais quanto a população de clientes. Devem também certificar-se de que o cliente está ciente dos diferentes modos de entrega e a escolha final é feita considerando o nível de conforto do cliente.

Por exemplo, se um indivíduo deseja participar de uma intervenção em grupo, mas está preocupado com a possibilidade de ficar constrangido ou estigmatizado ao receber o serviço na frente de outras pessoas, pode ser preferível deixá-lo receber os serviços para uma intervenção assíncrona.

Plataformas de entrega

Além disso, a plataforma de entrega que será usada para entregar o serviço também deve ser preferida com base na preferência do cliente individual ou da população de clientes com base em seu próprio nível de conforto. Os recursos de tecnologia do cliente individual ou da população de clientes também podem ter uma influência no nível de conforto.

Por exemplo, algumas pessoas ou grupos podem ter um melhor acesso às tecnologias móveis. No entanto, existe uma variação cultural que tem sido observada no uso da tecnologia.

"Usuários brancos e bem educados constituem a maioria da computação de *desktop* nos Estados Unidos (United States Census Bureau, 2013, 10 de junho). No entanto, latinos e afro-americanos constituem a maioria dos usuários de comunicação em *roaming*, que acessam aplicativos de telefone celular sem voz ou mensagens de texto para buscar informações. Quarenta e quatro por cento dos usuários de telefones celulares SES com renda anual inferior a US $ 30.000 fazem uso diário de aplicativos de dados que não são de voz." (Horrigan, 2008, p.14)

Categorias adicionais de entrega de plataforma de intervenção incluem:

- *Smartphones*
- Computação *desktop*

O pacote de estímulo do governo dos EUA permitiu uma melhor flexibilidade regulatória em telessaúde em resposta à pandemia COVID-19. Isso já foi implantado antes das disposições regulamentares.

De acordo com o projeto de lei, o Medicare and Medicaid Services (CMS) tem autoridade para dispensar os requisitos para que os provedores inscritos, incluindo assistentes sociais de saúde, sejam autorizados a fornecer serviços de telessaúde usando dispositivos apenas de áudio (por exemplo, fazendo chamadas através do celular, telefones ou fixos). A orientação recente do CMS afirma que assistentes sociais clínicos e outros provedores elegíveis durante esta emergência de saúde pública têm permissão para usar *smartphones* que possuem aplicativos de chat de vídeo como Skype ou Apple FaceTime para fornecer serviços de telessaúde.

No entanto, ainda é considerado ideal continuar usando as plataformas de videoconferência compatíveis com HIPAA, que eram permitidas antes do início da pandemia.

O Associação Nacional de Assistentes Sociais continuará a defesa para garantir que o Medicare permita o acesso apenas de áudio, o que já é permitido em vários estados.

Tecnologias modernas para a prestação de serviços de telessaúde

Os serviços que podem ser prestados aos clientes e famílias avançam com o avanço da tecnologia. Existem muitas áreas crescentes de tecnologia que estão sendo usadas para ajudar a melhorar a vida das pessoas que são atendidas por esses serviços.

Um exemplo disso é o uso da gamificação para ajudar indivíduos que sofrem de traumas, Transtorno de Déficit de Atenção e Hiperatividade, Transtorno de Estresse Pós-Traumático, além de problemas de memória e cognitivos. O recente aumento no uso de *smartphones* e *tablets* tem contribuído muito para a disseminação do uso de aplicativos de jogos.

De acordo com Dicionário Webster, gamificação é descrita como

"a aplicação de elementos típicos do jogo (por exemplo, pontuação, competição com outros, regras de jogo) para outras áreas de atividade, normalmente como uma técnica de marketing online para encorajar o envolvimento com um produto ou serviço."

Nos últimos anos, os jogos têm feito incursões. Tem mudado a maneira como envolvemos indivíduos e suas famílias com traumas emocionais e físicos.

Kognito é uma dessas empresas que, com o apoio do Departamento de Assuntos de Veteranos, desenvolveu um jogo chamado *Family of Heroes*. Este jogo apoia e ajuda os soldados e suas famílias a lidar com a reunificação após o desdobramento.

Yim e Graham realizaram um estudo em 2007. Neste estudo, eles consideraram o papel do exercício para fins de bem-estar e criaram métodos que permitiam que os jogos fossem usados para aumentar a motivação.

Seu trabalho inclui uma taxonomia de jogos para aumentar o exercício e seis requisitos para um jogo motivacional eficaz. Todos esses são aplicados em seu jogo A vida é uma vila.

Robôs que parecem humanos estão sendo empregados no Japão para fornecer serviços a pacientes em hospitais. Na verdade, alguns desses residentes em lares de idosos começaram a preferir robôs em vez da equipe de enfermagem humana no Japão.

No entanto, como a tecnologia continua a expandir nossa imaginação e aprimorar nossa concepção do que é possível, será uma enorme responsabilidade dos assistentes sociais lidar com os crescentes desafios que se apresentarão a eles para fazer uso dessas tecnologias, respeitando os princípios éticos princípios da profissão.

Diretrizes de supervisão de telessaúde:

Existem seis diretrizes que são recomendadas por Breunlin et al. Estas diretrizes abordam a precisão da supervisão de telessaúde e a realidade dinâmica vivenciada pela utilização da tecnologia de telessaúde pelo supervisionado. Seguir essas diretrizes pode ajudar a aliviar algumas das preocupações, como a confidencialidade da segurança.

É importante que os supervisores clínicos que usam a telemetria como forma de supervisionar os estagiários se concentrem no estabelecimento de metas para as sessões de telessaúde. Um formato educacional deve ser usado para compartilhar experiência clínica enquanto aborda intervenções que são padronizadas. É importante levar em consideração a experiência do estagiário e discuti-la durante a supervisão, devendo também ser incorporada ao meio de telemetria. Pode ser especialmente útil incorporar a reprodução de vídeo nas sessões. Para isso, pode ser benéfico usar segmentos selecionados que enfoquem o desempenho corretivo para o supervisionado.

As normas clínicas devem ser incorporadas pelo supervisor à telessaúde para avaliar o desempenho do estagiário na supervisão. A telessaúde interativa baseada na Web deve ser vista no contexto mais amplo do desenvolvimento do supervisionado. Existem inúmeras possibilidades, incluindo salas de chat, TV baseada na web e supervisão de e-mail que podem ser usadas para gerar informações adicionais e compreensão para o estagiário. No entanto, é importante lembrar que algo que parece fácil durante a visualização de uma sessão pode ser muito mais difícil de realizar na terapia real. Portanto, a moderação deve ser o foco constante do supervisor.

Por último, o supervisor deve manter um nível moderado de excitação ao usar a tecnologia de telessaúde. É responsabilidade do supervisor manter a cautela para que o supervisionado seja motivado a crescer sem ser ameaçado pelo uso de equipamentos de telessaúde. Isso significa que o supervisor deve permanecer alerta sobre os múltiplos níveis de experiência, bem como sobre as possibilidades e restrições de lugares de telessaúde para o supervisor e para o supervisionado.

Há uma observação comum entre supervisores de que a supervisão usando a tecnologia de telessaúde oferece a maioria das mesmas economias que a supervisão de grupo oferece. Isso inclui economia de dinheiro, tempo e experiência. No entanto, os defensores da supervisão de telessaúde argumentam que o uso desse serviço pode ajudar a fornecer experiência em supervisão que, de outra forma, poderia não existir no ambiente clínico.

Pode ajudar a aprimorar a experiência de aprendizado do supervisionado, fazendo uma versão resumida dos conceitos-chave aparecer na tela do computador enquanto o supervisor discute cada conceito. Ao usar a telessaúde para supervisão, as questões hierárquicas entre o supervisor e o supervisionado também podem ser reduzidas, encorajando ambas as partes a serem capazes de discutir e abordar muitas das questões no diagnóstico e tratamento. A oportunidade de observar visualmente os sucessos e fracassos do supervisor ao conceituar e intervir na supervisão pode proporcionar uma importante experiência de aprendizagem para o estagiário ou residente.

O uso da supervisão de grupo por meio da tecnologia de telessaúde permite que os supervisionados aprendam sobre os clientes com os quais outros estagiários e supervisionados estão trabalhando. Dessa forma, os estagiários têm a oportunidade de conhecer uma gama mais ampla de clientes, ao contrário de se estivessem trabalhando apenas em uma experiência de supervisão diádica em ambiente individual.

Além disso, o uso da supervisão de grupo via telessaúde oferece aos estagiários a oportunidade de oferecerem uns aos outros uma perspetiva mais ampla de coisas que provavelmente apenas um supervisor não poderia oferecer. Já o uso de uma televisão interativa baseada na web fornece, tanto ao supervisor quanto ao supervisionado, um componente visual e escrito para o processo.

Limitações da supervisão de telessaúde

Embora haja muitos benefícios em usar a tecnologia de telessaúde para supervisão, também há alguns contratempos dos quais devemos estar cientes. A seguir estão algumas coisas no módulo de supervisão de telessaúde que podem ser aprimoradas no futuro.

- Devido ao formato da tecnologia de telessaúde, alguns estagiários podem não conseguir obter contato pessoal em um modelo presencial ao vivo em todas as situações.
- Os supervisionados podem não conseguir obter todo o tempo de que precisam com seus supervisores. Competências e estilo de aprendizagem autodirigido são os principais requisitos da tecnologia de telessaúde. No entanto, nem todo aluno demonstra capacidade de se adaptar a tais situações.
- Por mais inovadora que a tecnologia tenha sido nas últimas décadas, ela apresenta suas deficiências. Isso significa que a prontidão e o acesso a links importantes para comunicação direta e imediata podem não estar disponíveis o tempo todo.
- O fator mais importante em todos os formatos de supervisão deve ser a preocupação com a confidencialidade tanto do cliente que é o foco do tratamento quanto dos supervisionados que atendem os clientes. No entanto, a confidencialidade é geralmente menos segura no formato de telessaúde em ambas as condições. É importante que tanto o supervisor quanto o supervisionado estejam cientes dessa lacuna.
- Uma excelente experiência de aprendizado pode ser

fornecida pela supervisão multidisciplinar. No entanto, exige que o estagiário tenha um nível de entusiasmo e prontidão para estar ciente dos caminhos de cuidados específicos da disciplina. Também é importante focar na priorização dos modelos de padrões de prática específicos da disciplina. Existem certas complexidades necessárias para utilizar um modelo integrado de televisão interativa cara a cara baseada na web. Isso requer conhecimento e capacidades do supervisor e do supervisionado. No entanto, é responsabilidade do supervisor garantir que os estagiários sintam que estão ganhando algo com a experiência de supervisão, seja presencial ou por meio da tecnologia de telessaúde.

Melhores práticas para supervisão por telessaúde

Existem alguns elementos críticos que devem ocorrer essencialmente como parte das experiências de supervisão; independentemente de a supervisão ser presencial ou aumentada usando a tecnologia de telessaúde. O comportamento produzido pelo supervisor deve corresponder às intenções do supervisor. Por exemplo, a tecnologia de telessaúde é usada por *recall* de processos interpessoais com o objetivo de obter dados de supervisão. Mas a intenção real da técnica é aumentar a refletividade do supervisionado em relação à dinâmica interpessoal que estava presente durante a sessão sendo revisada.

Existem alguns elementos críticos das técnicas ou estratégias do supervisor que foram descritos a seguir e devem fazer parte de qualquer experiência de supervisão. Esses elementos críticos não se limitam a nenhum formato específico de supervisão; como o uso de telessaúde. No entanto, para avaliar a eficácia da supervisão por qualquer meio, incluindo um meio de telessaúde, devem ser considerados:

- Intervenções facilitadoras são tanto um conjunto de suposições e atitudes quanto intervenções diretas. Eles ajudam a promover o processo de desenvolvimento natural e são centrados no supervisionado. Nesta categoria, é inerente a crença de que com atividade reflexiva e apoio, seria possível ao supervisionado aprender e aplicar as habilidades necessárias no processo de tratamento, independentemente do meio de supervisão com o qual esteja trabalhando.
- Outro tipo de intervenção é a intervenção de confronto. Reúne duas coisas para exame e comparação. Pode ser uma discrepância interna para o supervisionado; por exemplo, um conflito entre sentimentos e comportamento. Ou pode ser uma discrepância entre o supervisionado e uma realidade externa; por exemplo, a dinâmica do cliente é observada de uma forma muito diferente daquela que o supervisionado tem percebido.
- Quando o supervisor pede ao supervisionado para pensar analiticamente ou teoricamente, é considerada uma intervenção conceitual. No entanto, o supervisor deve ter o cuidado de levar em consideração o estilo de aprendizagem, pois cada supervisionado tem uma maneira diferente de entender as coisas. Por exemplo, alguns aprenderiam melhor por meio de experiências e experiências pessoais, enquanto outros teriam uma chance melhor de compreender as coisas se recebessem uma base teórica antes da oportunidade experimental.
- Intervenção prescritiva é quando o *coaching* é projetado especificamente para ajudar a melhorar um supervisionado em seus próprios pontos fracos. Isso inclui ajudá-los a realizar certos comportamentos para melhorar seu serviço, bem como eliminar certos comportamentos que o estão enfraquecendo. Esta é considerada a categoria mais direta de intervenções. No entanto, é importante ter em mente que a intervenção prescritiva pode impedir o crescimento de

um supervisionado se for usada de maneira muito liberal ou quando uma abordagem mais conservadora puder ser substituída. Há uma razão frequente para o uso de intervenção prescritiva no bem-estar do cliente.

- As declarações do supervisor projetadas para serem facilitadoras são incluídas nas intervenções catalíticas. Embora se possa argumentar que, em certo sentido, todas as intervenções de supervisão são catalíticas, também deve ser observado que há uma diferença qualitativa em todos os tipos de intervenções catalíticas. Quando uma intervenção catalítica é utilizada por um supervisor, o momento está sendo aproveitado pelo supervisor para dar significado adicional ao processo de supervisão. Um exemplo de intervenção catalítica poderia ser ajudar o supervisionado a avaliar o potencial realista do cliente para uma mudança. Isso ajuda a estabelecer metas apropriadas e encoraja o supervisionado a experimentar novos papéis no relacionamento terapêutico.

Torna-se necessário com o crescimento do uso da telessaúde que alguns princípios norteadores surjam para o uso da telessaúde. Estes devem ser formados tendo em mente o estagiário e o supervisor. As seguintes práticas recomendadas são recomendadas para serem consideradas para atingir esses objetivos:

- Deve ser um objetivo importante do supervisor garantir que haja uma estrutura técnica consistente e coerente para a orientação do estagiário. Se houver necessidade de fazer uma mudança na tecnologia, ela deve ser apresentada ao supervisionado de forma a minimizar seu impacto na supervisão. Programas de treinamento especializado devem ser introduzidos para educar os supervisionados sempre que novos sistemas ou softwares são adotados pela empresa.
- Os supervisores devem ser sensíveis às competências de supervisionados em potencial. Devem existir avaliações que

visem o conhecimento técnico, bem como a compreensão que deve ser utilizada para determinar se o estagiário mostra prontidão para a tecnologia e serviço de telessaúde.

• A adequação dos serviços clínicos, pacientes e supervisões deve ser mantida em mente durante a seleção das tecnologias. Os estilos de aprendizagem, bem como as diferenças culturais e individuais daqueles que usam a tecnologia, também devem ser considerados. Da mesma forma, deve-se dar atenção ao estilo de supervisão dos diferentes supervisores.

• Os requisitos legais e regulamentares da jurisdição devem ser compreendidos pelos supervisores que supervisionam.

• Consulta e supervisão, bem como um plano coerente para os alunos acessarem todo o material do curso que é necessário para completar o programa, devem ser fornecidos pelo programa durante a concepção de um serviço oferecido eletronicamente.

• A interação síncrona ou assíncrona entre o supervisor e o supervisionado deve ser refletida no projeto da experiência de supervisão. Estes também devem ser considerados nas instalações técnicas e serviços prestados.

• A observação visual deve ser incluída na competência e proficiência do supervisionado durante a experiência de supervisão clínica.

• Uma variedade de métodos que abordam a avaliação das habilidades clínicas do supervisionado deve ser usada para garantir a integridade das competências do aluno.

• Comunicação, escrita, compreensão, análise e outras medidas de competência do supervisionado envolvendo habilidades fundamentais devem ser consideradas essenciais na avaliação das habilidades do supervisionado.

• Deve haver autoavaliação contínua e garantia de qualidade voltada para a melhoria do programa.

• Deve haver esforços que visem o uso mais eficaz da tecnologia para melhorar a pedagogia. Os resultados pretendidos das realizações do supervisionado também devem ser considerados.

- O programa que está utilizando a supervisão de telessaúde deve assegurar o cumprimento dos critérios e processos de autoavaliação e credenciamento da instituição.

Capítulo 6

Técnicas de telessaúde para avaliação e intervenção

Processo de avaliação

Os programas de telessaúde são complexos e variados. Eles cobrem vários tipos de questões de saúde e abordam diferentes desafios de saúde, populações, tecnologias, resultados e partes interessadas.

Portanto, é impossível que uma única estratégia de avaliação seja aplicada a todos esses programas de telessaúde. Uma série de estudos e estudos de avaliação investigaram os critérios de avaliação para o sucesso nas práticas de telessaúde.

Existem muitos aspetos dos programas de telessaúde que podem ser avaliados devido ao seu amplo escopo e estruturas de reembolso variáveis. Um grande conjunto de variáveis acompanha este intervalo, que incluem aplicações clínicas, características da informação sendo transmitida, tecnologia, funcionalidade e contexto organizacional.

De acordo com o kit do desenvolvedor do programa de telessaúde do California Telehealth Resource Center, há três fases principais de desenvolvimento e implementação do programa de telessaúde.

Para apoiar os esforços de avaliação, essas fases podem ser colocadas em uso:

Avaliar e definir

As necessidades de serviço devem ser determinadas pelos programas considerando seu ambiente, definindo o modelo do programa e desenvolvendo um *business case* ou também o programa de telessaúde. Pode ajudar os programas de telessaúde a projetar e estruturar seus planos de avaliação, identificando esses componentes.

Desenvolvimento do plano

Ao desenvolver um plano, o foco do programa deve ser a criação de um esboço detalhado do projeto enquanto o processo de avaliação e as métricas também são identificados. Para isso, atenção especial deve ser dada aos processos de melhoria da qualidade, planos de comunicação e planos de implementação de tecnologia.

Ao garantir medidas de avaliação e esforços ajustados para cada componente do plano, permitirá que os programas obtenham uma imagem precisa e holística dos pontos fortes e oportunidades de melhoria de seus programas.

É importante que os programas considerem a data necessária para criar um bom plano e, em seguida, trabalhem nos métodos de coleta de dados, nas formas de apresentar os dados e na frequência com que esses relatórios analíticos de dados serão gerados.

Implementar e monitorar

Uma vez que um plano é elaborado e os programas de telessaúde implementam suas atividades, é crucial que um monitoramento contínuo do programa seja colocado em prática. Isso ajuda a identificar os pontos fortes e as falhas do programa e ajuda a compreender os pontos potenciais de melhoria. Quando o programa é avaliado regularmente, permite que a equipe de implementação identifique quais áreas estão apresentando um bom desempenho e quais precisam ser melhoradas. Portanto, as alterações podem ser feitas tendo essas informações em mente. Relatórios de dados, bem como pesquisas de satisfação de pacientes podem ser usados para obter essas informações.

Ao demonstrar o valor dos programas de telessaúde, uma avaliação regular é necessária. Isso pode ser fundamental para justificar o investimento contínuo ou expandido na infraestrutura de telessaúde e nas operações do programa.

É importante ter um plano estratégico desde o início, pois ajuda os programas de telessaúde a desenvolver planos de avaliação. Esses planos capturam métricas para ajudar a mostrar o valor do programa. Ao incorporar um plano de avaliação robusto e monitorar as medidas apropriadas, pode ajudar os programas a mostrarem sucesso e construir um caso de negócios. Programas de avaliação cuidadosos também são necessários para ajudar a expandir e manter os programas por um longo período de tempo.

É crucial que os programas considerem os tipos de medidas que são essenciais para as partes interessadas ao projetar planos de avaliação de telessaúde. Pagadores, provedores, planos de saúde, conselhos hospitalares, entre outros, podem ser incluídos como partes interessadas. De acordo com algumas pesquisas, é sugerido que os programas devem incorporar abordagens multimétodos e de avaliação flexíveis. Isso permite uma fácil adaptação e considerar as características e desafios próprios dos programas individuais de telessaúde.

Além disso, as medidas do processo de avaliação podem ajudar a informar a implementação e permitir que os programas façam os ajustes necessários para melhorar o processo, bem como o resultado. O rastreamento de esforços de melhoria e garantia de qualidade pode ser necessário para programas de inovação. Isso garante que os pacientes recebam o mesmo padrão de atendimento que receberiam se tivessem recebido tratamento por meio de uma visita pessoal.

Processo de avaliação

Para que um programa seja bem-sucedido em longo prazo, uma avaliação regular do programa é tão necessária quanto sua avaliação. A eficácia da telessaúde para diferentes condições pode ser concluída por meio de uma avaliação adequada, e também pode fornecer vários princípios de telessaúde que podem ser úteis ao realizar uma consulta.

Para ter uma avaliação adequada, é sempre considerado uma boa ideia conduzir algumas consultas simuladas para avaliar quaisquer falhas técnicas que possam ocorrer, ao mesmo tempo que avalia a força da rede.

No entanto, uma vez que a consulta simulada seja bem-sucedida, ainda é importante continuar avaliando a situação ao realizar uma consulta real com os pacientes, para saber se o programa está funcionando bem.

Aqui estão algumas coisas que você deve ter em mente ao realizar a consulta.

Antes da Consulta:

- Considere um questionário pré-chamada (autoavaliação, como VAS ou gráfico corporal)
- Pergunte ao cliente se ele gostaria que um parceiro ou membro da família estivesse presente durante a consulta
- Agende a consulta com base em quem você precisa ver com prioridade (Considerações de triagem clínica para Telehealth)
- Confirme se uma consulta de vídeo gráfico é clinicamente apropriada. Use uma sala que seja privada e bem iluminada

- Certifique-se de que o número de telefone do paciente esteja pronto, caso o link da videochamada dê problemas
- Mantenha o prontuário clínico do paciente pronto e de preferência em outra tela
- Antes da sessão, teste a tecnologia para verificar se está funcionando como deveria

Início da Consulta

- Inicie a consulta
- Verifique a conectividade e clareza perguntando ao sujeito se ele pode ver e ouvir você
- Uma introdução formal ao paciente é uma obrigação
- O consentimento verbal deve ser obtido do cliente antes do início da avaliação
- Em alguns países, você deve verificar verbalmente em que estado o paciente está situado para confirmar que você está licenciado para avaliar / tratar este paciente
- É sempre melhor olhar para a câmera para o cliente fazer contato visual e garantir que ele tenha fé em você
- Se houver outros consultores na sala, eles precisam ser apresentados ao cliente
- Instrua o paciente sobre o que fazer ou como reconectar se a sessão terminar prematuramente ou se houver uma conexão de internet ou áudio ruim

Durante a Consulta

- Mantenha registros escritos como você faria para uma consulta face a face
- Esteja ciente de que a comunicação por vídeo é um pouco diferente em comparação com a pessoa
- Caso você esteja preocupado, fazendo anotações ou lendo registros médicos, avise o paciente e explique isso ao paciente com antecedência

Ao fechar a Consulta

- Resuma os pontos-chave - isso é particularmente importante se houver dificuldades técnicas durante a consulta
- Esclareça quaisquer dúvidas que o paciente possa ter
- Confirme se o paciente está satisfeito com o método de vídeo da telessaúde
- Lembre o cliente de não interromper sua medicação de rotina em caso de presença de comorbidades
- Diga adeus e feche a ligação

Após a Consulta

- Atualize os registros
- Agende referências ou consultas de acompanhamento
- Certifique-se de enviar por e-mail todos os exercícios prescritos/prometidos
- Um e-mail de acompanhamento imediato deve ser enviado, resumindo os recursos necessários da teleconsulta
- Quaisquer compromissos presenciais necessários devem ser agendados

Intervenção

Alguns elementos críticos são importantes para aprimorar as técnicas e estratégias de seu supervisor. Eles devem fazer parte de qualquer experiência de supervisão e foram descritos abaixo. Esses elementos críticos não se limitam a nenhum formato específico de supervisão; como o uso de telessaúde. No entanto, para avaliar a eficácia da supervisão por qualquer meio, incluindo um meio de telessaúde, devem ser considerados:

Intervenção facilitadora

Intervenções facilitadoras são tanto um conjunto de

suposições e atitudes quanto intervenções diretas. Eles ajudam a promover o processo de desenvolvimento natural e são centrados no supervisionado.

Nesta categoria, é inerente a crença de que com atividade reflexiva e apoio, será possível ao supervisionado aprender e aplicar as habilidades necessárias no processo de tratamento, independentemente do meio de supervisão com o qual esteja trabalhando.

Intervenção de confronto

Confrontar intervenção é outro tipo de intervenção. Estes reúnem duas coisas para exame e comparação. Pode ser uma discrepância interna para o supervisionado; por exemplo, um conflito entre sentimentos e comportamento.

Ou pode ser uma discrepância entre o supervisionado e uma realidade externa; por exemplo, a dinâmica do cliente é observada de uma forma muito diferente daquela que o supervisionado tem percebido.

Intervenção conceitual

Quando o supervisor pede ao supervisionado para pensar analiticamente ou teoricamente, é considerada uma intervenção conceitual. Mesmo assim, o supervisor deve ter cuidado ao levar em consideração o estilo de aprendizagem, porque cada supervisionado tem uma maneira diferente de entender as coisas.

Por exemplo, alguns aprenderiam melhor por meio de experiências e experiências pessoais, enquanto outros teriam uma chance melhor de compreender as coisas se recebessem base teórica antes da oportunidade experimental.

Intervenção prescritiva

Intervenção prescritiva é quando o *coaching* é projetado especificamente para ajudar a melhorar um supervisionado em seus próprios pontos fracos. Isso inclui ajudá-los a realizar certos comportamentos para melhorar seu serviço, bem como eliminar certos comportamentos que o estão enfraquecendo.

Esta é considerada a categoria mais direta de intervenções. No entanto, é importante ter em mente que a intervenção prescritiva pode impedir o crescimento de um supervisionado se for usada de maneira muito liberal ou quando uma abordagem mais conservadora puder ser substituída. Há uma razão frequente para o uso de intervenção prescritiva no bem-estar do cliente.

Intervenção catalítica

As declarações do supervisor projetadas para serem facilitadoras são incluídas nas intervenções catalíticas. Embora possa ser argumentado de alguma forma que todas as intervenções de supervisão são catalíticas, também deve ser observado que há uma diferença qualitativa em todos os tipos de intervenções catalíticas.

Quando uma intervenção catalítica é utilizada por um supervisor, o momento está sendo aproveitado pelo supervisor para trazer significado adicional ao processo de supervisão. Um exemplo de intervenção catalítica poderia ser ajudar o supervisionado a avaliar o potencial realista do cliente para uma mudança. Isso ajuda a estabelecer metas apropriadas e encoraja o supervisionado a experimentar novos papéis no relacionamento terapêutico. Torna-se necessário com o crescimento do uso da telessaúde que alguns princípios norteadores surjam para o uso da telessaúde. Estes devem ser formados tendo em mente o estagiário e o supervisor.

A seguir estão as melhores práticas recomendadas para consideração para trabalhar em direção a esses objetivos:

- Deve ser um objetivo importante do supervisor garantir que haja uma estrutura técnica consistente e coerente para a orientação do estagiário. Se houver necessidade de fazer uma mudança na tecnologia, ela deve ser apresentada ao supervisionado de forma a minimizar seu impacto na supervisão. Programas de treinamento especializado devem ser introduzidos para educar os supervisionados sempre que novos sistemas ou softwares são adotados pela empresa.
- A adequação dos serviços clínicos, pacientes e supervisões deve ser mantida em mente durante a seleção das tecnologias. Os estilos de aprendizagem, bem como as diferenças culturais e individuais daqueles que usam a tecnologia, também devem ser considerados. Da mesma forma, deve-se dar atenção ao estilo de supervisão dos diferentes supervisores.
- Os supervisores devem ser sensíveis às competências de supervisionados em potencial. Deve haver avaliações que visem o conhecimento técnico, bem como um entendimento que deve ser utilizado para determinar se o estagiário mostra prontidão para a tecnologia e serviço de telessaúde.
- Consulta e supervisão, bem como um plano coerente para os alunos acessarem todo o material do curso que é necessário para completar o programa, devem ser fornecidos pelo programa durante a concepção de um serviço oferecido eletronicamente.
- A interação síncrona ou assíncrona entre o supervisor e o supervisionado deve ser refletida no projeto da experiência de supervisão. Estes também devem ser considerados nas instalações técnicas e serviços prestados.
- Os requisitos legais e regulamentares da jurisdição devem ser compreendidos pelos supervisores que supervisionam.

- A observação visual deve ser incluída na competência e proficiência do supervisionado durante a experiência de supervisão clínica.
- Uma variedade de métodos que abordam a avaliação das habilidades clínicas do supervisionado deve ser usada para garantir a integridade das competências do aluno.
- Comunicação, escrita, compreensão, análise e outras medidas de competência do supervisionado envolvendo habilidades fundamentais devem ser consideradas essenciais na avaliação das habilidades do supervisionado.
- Deve haver autoavaliação contínua e garantia de qualidade voltada para a melhoria do programa.
- Deve haver esforços que visem o uso mais eficaz da tecnologia para melhorar a pedagogia. Os resultados pretendidos das realizações do supervisionado também devem ser considerados.

O programa que está utilizando a supervisão de telessaúde deve assegurar o cumprimento dos critérios e processos de autoavaliação e credenciamento da instituição. Existem outras coisas que também devem ser lembradas ao praticar o serviço de telessaúde, pois podem melhorar a avaliação do programa.

Sua saúde vem em primeiro lugar

Isso pode soar como uma afirmação controversa, mas é verdade que sua saúde é mais importante. Os assistentes sociais, ao lado dos médicos, podem estar enfrentando o momento mais difícil de suas vidas durante a pandemia de COVID-19.

Portanto, se o próprio profissional de saúde não estiver nas melhores condições de trabalho, não será capaz de fornecer o tratamento adequado aos pacientes. O fato é que a pandemia teve um efeito direto sobre cada pessoa na Terra de uma forma ou de outra. Portanto, é fundamental verificar também seus próprios sintomas. Se você se sente cansado ou acredita que está sofrendo de estresse traumático secundário, é hora de se esforçar primeiro.

Se você continuar a trabalhar em uma situação como essa, isso só fará com que seu desempenho seja prejudicado. Se seu desempenho for prejudicado, seus pacientes podem não querer continuar recebendo seu tratamento. Portanto, será apenas uma perda geral.

Também é importante lembrar que você não poderá sair da zona do trabalho. A linha entre casa e escritório pode ser tênue, visto que este meio online literalmente traz pacientes para sua casa. Portanto, quando você usa uma parte da casa para as sessões de consulta, pode ser difícil relaxar dentro ou ao redor dessa área.

Portanto, é crucial que você mantenha esses fatores em mente e saiba se você conseguirá se tornar um provedor de serviços de telessaúde em um momento como este. Se você ainda decidir fazer isso, é necessário que você preste constantemente atenção também ao autocuidado. Além disso, para evitar a confusão, designe um cômodo específico em sua casa para assistir às sessões. Certifique-se de não fazer isso em seu quarto ou em qualquer lugar onde você relaxe ou relaxe, pois isso tornará as coisas difíceis.

Lembre-se sempre de que, se sua saúde e sua paz mental não estiverem em suas melhores condições, você nunca poderá ajudar os outros.

Confidencialidade

Uma das coisas mais importantes a se ter em mente ao conduzir consultas de telessaúde é a confidencialidade. Existe um maior potencial de risco de confidencialidade ao usar qualquer tipo de tecnologia. Portanto, é necessário que os assistentes sociais estabeleçam novas políticas de confidencialidade que os ajudem a se manter protegidos de tais riscos.

Certifique-se de que a comunicação que está ocorrendo ocorra em uma conexão segura e que toda a transmissão seja criptografada. A melhor maneira de fazer isso atualmente é usando sistemas compatíveis com HIPAA para fornecer serviços de telessaúde. Esses sistemas possuem todos os protocolos implementados para ajudar a garantir a segurança de ambas as partes.

Outra coisa a ter em mente é garantir que as informações do paciente permaneçam confidenciais, caso você compartilhe o espaço com um colega de quarto.

Diretrizes e limites

Quando você se torna um provedor de serviços de telessaúde, pode encontrar todos os tipos de pessoas para consulta. Portanto, é natural que algumas pessoas possam ser menos agradáveis e pouco acomodatícias.

É por isso que é necessário que haja um conjunto adequado de diretrizes acerca das quais os pacientes devem ser informados antes da primeira videochamada.

O paciente deve estar ciente de seus limites e saber que qualquer ação inadequada não será tolerada. A maioria das plataformas de telessaúde possui vários métodos de segurança implementados para garantir a segurança do provedor e do paciente. No entanto, também é possível invadir qualquer sistema online com as ferramentas certas hoje em dia. Como a internet se tornou um lugar perigoso nos últimos anos, essa etapa é muito necessária na interação com estranhos por meio de videochamada, seja qual for o objetivo do chat.

Capítulo 7

*O que você precisa saber sobre
políticas, procedimentos, plataformas
e práticas recomendadas*

Se você planeja entrar em serviços de telessaúde, há muitas coisas que você precisa saber com antecedência.

Ser um provedor de serviços de telessaúde é uma responsabilidade enorme. Você tem que ser muito bem informado sobre o assunto e sobre todas as coisas que envolvem a prática. Isso inclui as políticas e procedimentos que você precisa seguir, como as plataformas funcionam, bem como as melhores práticas.

Políticas e procedimentos

Um fato interessante sobre as políticas de leis de telessaúde é que, de acordo com uma pesquisa anual feita pelo CCHP, não há dois estados que abordem a telessaúde da mesma forma.

Qualquer estado pode reembolsar a telessaúde, desde que a eficiência, a economia e, o mais importante, a qualidade do atendimento prestado pelo serviço seja satisfatória. O controle para decidir como estruturar e administrar a política de telessaúde é quase inteiramente dado ao chefe de Estado. Se um estado estiver planejando o reembolso de serviços prestados por meio de serviços de telessaúde, ele não será obrigado a apresentar uma emenda do plano estadual (SPA), desde que seja reembolsado da mesma forma ou no valor dos serviços prestados pessoalmente.

Como você já sabe, todos os cinquenta estados têm uma abordagem diferente para os serviços de telessaúde. E embora suas políticas possam se sobrepor muito, ainda pode ser confuso para os provedores de serviços de telessaúde que viajam para manter o controle do ambiente em que estão praticando atualmente.

No entanto, existem alguns fatos importantes que você deve estar ciente:

- Todos os cinquenta estados fornecem reembolso por alguma forma de vídeo ao vivo em taxa por serviço.
- 42 dos estados, junto com Washington DC, regem atualmente a política de reembolso de telessaúde para pagadores privados.
- 34 estados têm programas que oferecem uma taxa de transmissão ou instalação sempre que os serviços de telessaúde são usados.
- 23 estados têm programas que fornecem reembolso para monitoramento remoto de pacientes.
- No entanto, existem 19 estados que limitam o tipo de instalação que pode servir como local de origem.

Você pode ler mais sobre essas descobertas em PDF oficial do CCHP que está disponível para download gratuitamente.

Pagadores privados

Existem muitos planos de seguro pagadores privados que reembolsam serviços prestados por meio de telessaúde. No entanto, não há exigência de lei federal para que esses pagantes forneçam cobertura para qualquer tipo de serviço de telessaúde que seja prestado.

Como as leis variam de estado para estado, existem

alguns que aprovaram suas próprias leis privadas que acabam afetando os planos privados de pagamento que operam nesses estados.

Existem 39 estados que atualmente possuem algum tipo de lei de reembolso relacionada a pagadores privados. Alguns desses estados exigem algum tipo de reembolso, enquanto outros têm uma lei que prevê o reembolso no mesmo nível do atendimento presencial sob certas condições.

Os regulamentos que regem a telessaúde também variam entre os estados. Há uma limitação para o licenciamento entre estados de profissionais de saúde que passa a ser a mais restritiva.

No entanto, padrões especiais de telessaúde estão sendo lançados pelos conselhos estaduais de profissionais de saúde para ajudar a melhorar as condições dos profissionais de seu estado.

Legislação de telessaúde pendente

Existem novas legislações federais e estaduais que são introduzidas a cada ano para abordar e tentar reduzir as barreiras ao uso de serviços de telessaúde. Na verdade, em nível estadual, mais de 160 projetos de lei relacionados à telessaúde foram apresentados no legislativo de 2018. A maioria dessas contas tratava do reembolso entre pagadores privados, tratava do licenciamento entre estados e estabelecia um padrão de conselho profissional para serviços de telessaúde. Houve também algumas legislações que buscaram estabelecer os programas-piloto de telessaúde a fim de testar a eficiência e a relação custo-benefício dos programas-piloto de telessaúde.

Você pode ler mais sobre as legislações e regulamentações pendentes nos estados ao longo aqui.

Consentimento informado

As leis relativas ao consentimento informado do paciente antes de optar pelos serviços de telessaúde também variam de estado para estado. Embora vários estados exijam o consentimento informado do paciente por escrito antes de seu contato com os serviços de telemedicina, incluindo o tipo de interação com que eles se sentem confortáveis, há alguns estados que não exigem esse consentimento informado. Alguns estados exigem apenas consentimento informado para formulários de comunicação eletrônica de tipos específicos, como e-mail ou mensagens de texto.

Embora seja geralmente recomendado que os profissionais de saúde obtenham o consentimento informado de seus pacientes, independentemente do que as leis estaduais exijam, já que não pode haver nenhum dano, mas pode ser útil. Mas se o seu estado exige consentimento informado, então é melhor estudar as leis a respeito de forma adequada e obter com antecedência exatamente todas as documentações de que você precisa.

Registros médicos

Os registros médicos necessários para os serviços de telessaúde devem seguir o mesmo padrão exigido para as consultas médicas tradicionais. Além disso, o profissional de saúde deve ter uma cópia de todas as comunicações eletrônicas relacionadas ao paciente, testes e resultados laboratoriais, avaliações e consultas, prescrições, registros de cuidados anteriores e quaisquer instruções produzidas em conexão com a telemedicina. Os estados que exigem consentimento informado também exigem que você mantenha uma cópia junto com esses registros.

Privacidade e segurança do paciente, Registros e troca de informações

Esta é uma das poucas leis que se aplicam a todos os estados. Todas as leis federais e estaduais exigem que um provedor de serviços de telessaúde respeite a privacidade e a segurança dos registros médicos e das informações de saúde. Isso inclui a conformidade com HIPAA, HITECH, bem como com as regras e leis de privacidade, segurança, confidencialidade e retenção de registros médicos.

Todos os dados que são transmitidos pelos prestadores de saúde por meio eletrônico devem ser enviados por meio de uma criptografia que atenda aos padrões atuais. Isso se aplica a áudios, vídeos, fotos, texto escrito etc.

Os dispositivos que são usados para transitar todas essas informações também devem estar atualizados com um software de segurança para evitar qualquer ataque cibernético que possa ocorrer. Também deve haver um plano de backup no que diz respeito à comunicação com os pacientes que os profissionais de saúde devem ser capazes de colocar em ação caso ocorra uma falha tecnológica. É importante que o paciente também seja informado desse plano com antecedência.

Referências para serviços de emergência

Isso é particularmente mais importante para assistentes sociais que planejam fornecer serviços de telessaúde. Existem alguns casos que só podem ser tratados por médicos especialistas. Portanto, é necessário que o profissional de saúde que pratica a telemedicina tenha um plano de emergência estabelecido que possa ser implementado se as informações que obtiverem indicar um problema grave com o paciente que não possa ser atendido pelos serviços de telessaúde.

Este plano deve ser conveniente para o paciente seguir

em caso de emergência e deve incluir um protocolo formal por escrito que possa ser apropriado a todos os serviços prestados por meio de serviços de telessaúde.

Divulgações e funcionalidade em serviços online

É importante que o paciente esteja ciente dos serviços que são oferecidos online por meio dos serviços de telessaúde, e isso pode ser feito tendo total divulgação com os pacientes.

Em conclusão, a prática dos serviços de telessaúde deve estar em sintonia com os padrões das práticas médicas tradicionais. A intenção deste serviço é melhorar a acessibilidade aos cuidados de saúde, pelo que é necessário que também se mantenha dentro desses padrões.

Plataformas para serviços de telessaúde

Se você planeja se tornar um provedor de serviços de telessaúde, este é um departamento onde você precisa ser muito bem pesquisado e educado. A plataforma que você escolher basicamente definirá seu serviço.

Especialmente desde 2016, o uso de plataformas de telessaúde aumentou drasticamente. Este aumento no uso também resultou na inovação dos serviços que estão disponíveis para oferta, incluindo seu alcance e variedade.

Mesmo em um passado não tão distante, a implementação desses serviços de telessaúde era frequentemente feita sem a implementação de estruturas ou medidas adequadas. As visitas virtuais foram realizadas por médicos específicos e a utilização de um programa de gerenciamento remoto de pacientes (RPM) foi feito para gerenciar uma população específica dentro de um sistema de saúde maior.

No entanto, as inovações e o progresso recentes permitiram que as unidades de saúde e os provedores de serviços tivessem uma visão mais ampla e estivessem dispostos a adotá-la. Portanto, eles optaram por combinar tantos serviços de telessaúde disponíveis em uma solução única, abrangente e pronta para uso: uma plataforma como serviço que oferece todas as vantagens da telessaúde em um único pacote personalizável e configurável.

O que é Telehealth Platform como serviço?

O foco principal da plataforma de telessaúde como serviço (PaaS) é fazer o melhor uso possível das possibilidades do consumidor moderno e da tecnologia de rede para chegar a uma solução de prestação de cuidados baseada em nuvem que seja adequada para os pacientes como bem como os cuidados de saúde prestados. Toda a comunicação entre o profissional de saúde e seu paciente ocorre pela internet em um ciberespaço, bem como o processamento de milhares de pontos de dados de pacientes coletados por tecnologia de monitoramento remoto.

A Enciclopédia de E-Saúde e Telemedicina define três aspectos das plataformas de telessaúde baseadas em nuvem:

- Software como serviço (SaaS): Isso oferece organizações de saúde que gerenciam o processo usando um software específico de telessaúde.
- Infraestrutura como serviço (IaaS): Neste serviço, também é utilizado hardware em conjunto com software para prestar um serviço ao paciente.
- Plataforma como serviço (PaaS):Tudo faz parte deste pacote. Hardware, software, conectividade com a Internet, rede de provedores, conhecimento tecnológico, portais de pacientes e todos os outros fluxos de trabalho possíveis são integrados na estrutura existente de sistemas ou dispositivos para fornecer ao paciente os serviços de telessaúde mais avançados possíveis. Para garantir a máxima eficácia e eficiência, todo o sistema é administrado por uma

operadora de telessaúde e mantido atualizado.

Benefícios da Plataforma de Serviço em Telessaúde (Telehealth Platform-as-a-Service)

Como você já sabe, Platform-as-a-Service (PaaS) significa implementar toda a gama de serviços de telessaúde em uma oferta personalizável. Ao combinar todos os benefícios da telessaúde em um único serviço, a PaaS oferece às organizações de saúde alguns benefícios importantes.

Conveniência

Todo o fundamento do serviço de telessaúde é fornecer conveniência tanto ao paciente quanto ao provedor de serviços. Portanto, é natural que a plataforma em que ela funciona também faça o mesmo. E esse é exatamente o apelo da PaaS; ele fornece todos os componentes de telessaúde necessários para uma situação específica. Tudo o que você precisa de software, hardware, comércio eletrônico para assistência de agendamento e administração, está tudo disponível e pronto para implementação.

Segurança e conformidade

Conforme o serviço de telessaúde se torna mais acessível e é usado por uma variedade de pessoas, é crucial trabalhar em uma conexão segura entre o paciente e o provedor de saúde para garantir que todos os dados do paciente estejam seguros. Se o serviço não fosse totalmente seguro, o uso da nuvem para melhorar o atendimento seria basicamente inútil. Mas quando você faz parceria com uma plataforma de telessaúde autêntica e registrada, pode ter certeza de que eles têm uma nuvem totalmente segura para proteger a privacidade e outras informações de ambos; o paciente e o profissional de saúde. Essas plataformas também são compatíveis com HIPAA.

Fácil de usar

Assim como a conveniência, outro aspeto crucial deste serviço é sua acessibilidade. O objetivo é fazer com que o maior número possível de pessoas use este serviço; especialmente aqueles que vivem em áreas remotas. Com PaaS, o provedor de serviços de telessaúde gerencia e administra o serviço tanto quanto você precisa. Tudo está sujeito à aprovação do cliente, incluindo a criação, instalação e gerenciamento de todo o software e hardware, bem como a hospedagem de dados no serviço de nuvem. Isso facilita o acesso do serviço também para os pacientes, pois tudo é feito com o objetivo de manter a simplicidade.

Escalabilidade

Outra coisa importante que precisa ser considerada ao utilizar a solução Plataforma como serviço de telessaúde é garantir sua escalabilidade futura. Você deve ter certeza de que o serviço que está fornecendo tem a capacidade de se expandir junto com suas taxas de adesão ou adesão de pacientes.

Branding

Todas as ofertas feitas por *telehealth* PaaS são totalmente capazes de se adequar à sua própria organização; incluindo os dispositivos usados pelos pacientes. Isso ajuda ainda mais a garantir a confiança do paciente no serviço, além de fortalecer sua própria imagem e nível de confiança com seus pacientes.

PaaS representa o futuro da inovação em saúde

A razão pela qual PaaS é uma inovação tão grande no setor de saúde é a facilidade de uso e a conveniência que oferece aos pacientes. Isso torna muito provável que o serviço continue a prosperar e melhorar no futuro.

Ao combinar a tecnologia com o serviço, uma nova inovação foi encontrada nos serviços de telessaúde que só deve melhorar à medida que avançamos.

Himanshu Shah, CIO da Care Innovations, comentou sobre isso, dizendo:

"Acreditamos que a plataforma como modelo de serviço é uma oferta importante no mercado de saúde rico em tecnologia de hoje, permitindo a personalização e hospedagem de soluções de atendimento remoto e envolvimento do paciente", disse ele. "Temos experiência em primeira mão de testemunhar a melhoria dos resultados de pessoas que vivem com diabetes por meio de educação e intervenção tecnológica."

Aqui estão algumas das melhores plataformas de telessaúde disponíveis no momento:

American Well

Eles oferecem serviços de telessaúde permitindo visitas por vídeo e telefone, embora o foco principal seja o vídeo. Tudo, de paciente a provedor, provedor a provedor e visitas de vídeo com vários participantes, é suportado pelos fornecedores, bem como linhas de serviço e práticas que permitem que as organizações de saúde personalizem a experiência de telessaúde para seus provedores e pacientes. As organizações podem ter um fluxo de trabalho diferente ou aparência e comportamento para cada um de seus serviços, marcando um serviço, uma especialidade ou uma instalação.

"Com a visita virtual em si, há outro balde de recursos em torno da coleta de histórico médico e preparação de uma visita," disse Katie Ruigh, vice-presidente sênior de produto da American Well, fornecedora de tecnologia de telemedicina. "Coletamos dados autorrelatados do paciente, como histórico médico e informações biométricas e sinais vitais. Então, por exemplo, com nossa integração com o Apple Health, eles podem usar seus dispositivos em casa e podemos extrair esses dados e disponibilizá-los para consulta. E também podemos obter dados de fontes externas, como de um sistema EHR ou de farmácias."

O objetivo do American Well é ajudar os profissionais de saúde a tratar os pacientes como se estivessem na mesma sala, configurando cada visita virtual com o contexto clínico apropriado de uma variedade de fontes diferentes.

"Como um provedor trataria virtualmente um paciente", Ruigh continua, "eles tratam o paciente como se estivesse pessoalmente, inclusive fazendo o diagnóstico clínico, encaminhando os procedimentos, prescrevendo, escrevendo notas clínicas; conforme os provedores veem os pacientes, eles podem fazer as mesmas coisas que fariam em um ambiente físico. E se eles documentarem usando a plataforma American Well, essa documentação pode voltar para o sistema de registro. E oferecemos mensagens seguras - aqui, um paciente e um provedor podem se comunicar de maneira segura como e-mails, mas por estar em nossa plataforma é seguro e compatível com HIPAA."

Além de serem compatíveis com HIPAA, eles também fizeram recentemente uma parceria com a Samsung para integrar visitas virtuais ao aplicativo de experiência de saúde Samsung. Isso ajudará a Samsung a melhorar a qualidade dos serviços de saúde que fornece aos usuários de aplicativos de saúde.

A American Well afirma que a troca de telemedicina

que oferece é um produto único.

"A troca é uma forma de nossos clientes que possuem e operam soluções de telessaúde compartilharem serviços clínicos uns com os outros ou acessarem serviços clínicos de outro parceiro da American Well," Ruigh disse. "Temos muitos médicos que estão usando a telessaúde com seus próprios pacientes e querem usá-la como uma forma de captar novos pacientes. A Cleveland Clinic disponibilizou seus serviços por meio de um sistema American Well, e as pessoas podem ver a versão em branco da Anthem da tecnologia American Well."

De acordo com Ruigh, o produto também pode ser integrado a EHRS.

"Temos um conjunto de APIS. Temos uma integração de agendamento para que eles possam se cadastrar do seu lado e passar essa visita para nós. E de uma perspetiva clínica, temos uma opção de integração clínica de entrada / saída. Portanto, se quiserem passar um subconjunto de informações clínicas, como uma lista de problemas de um EHR, eles podem passá-lo para a plataforma American Well. E depois disso, se ocorrer alguma documentação em nossa plataforma, podemos passar esses dados de volta para o EHR. E esses dados são passados como dados discretos, não apenas um PDF ou uma captura de tela, ele pega os dados e os coloca nos lugares certos nesse sistema EHR."

Teladoc

Fundada há mais de 15 anos, a Teladoc começou vendendo sua oferta de telemedicina para grandes empregadores autossegurados e, posteriormente, para planos de saúde. Nos últimos anos, eles se expandiram para hospitais e sistemas de saúde também.

Falando sobre o alcance do produto, Dan Trencher, o

vice-presidente sênior de estratégia de produto disse que

"Fizemos 952.000 visitas em 2016 e faremos mais de 1,4 milhão em 2017, e muita escalabilidade é necessária para isso, e muita flexibilidade no nível do paciente para que os pacientes possam usá-lo em várias modalidades. Temos aplicativos para dispositivos móveis Android e ios, um site e uma central de atendimento 24 horas por dia, 7 dias por semana, que pode ajudar os pacientes durante o processo de registro e visitas."

Para garantir que os pacientes tenham uma experiência de qualidade, a empresa realiza a garantia da qualidade com a ajuda de uma equipe de enfermeiras que revisam os prontuários dos pacientes de forma consistente para garantir que tudo esteja funcionando perfeitamente.

Trencher falou mais sobre o produto, dizendo:

"Não é apenas uma conexão de vídeo entre um médico e um paciente, é um serviço com atendimento de alta qualidade incorporado. E o envolvimento do paciente é fundamental. Há um grande incentivo para impulsionar a mudança de comportamento para que o consumidor pense em acessar a telessaúde quando tiver necessidade, ou em outros casos, como em casos de pós-alta, quando quiserem fazer o *check-in*. Esse envolvimento posterior, temos um pouco de ciência em torno disso, e somos muito bons nisso."

No entanto, o Teladoc não é uma solução de telemedicina completa. Também não se destina a ser usado como orientação durante emergências. Em vez disso, é uma maneira conveniente de fornecer aos pacientes acesso a profissionais médicos em relação a doenças de rotina e problemas de saúde.

O produto pode ser acessado onde os médicos da Teladoc são treinados ou onde os médicos do sistema de saúde são os médicos de referência. Ou mesmo onde há uma combinação de ambos. Mesmo assim, o serviço é estritamente reservado para atendimento não emergencial. Apenas prescrições de rotina, como antibióticos, anti-histamínicos ou drogas comportamentais menores podem ser feitas.

"Não é apenas uma conexão de vídeo entre um médico e um paciente, é um serviço com atendimento de alta qualidade incorporado", continuou Trencher. "E o envolvimento do paciente é fundamental. Há um grande incentivo para impulsionar a mudança de comportamento para que o consumidor pense em acessar a telessaúde quando tiver necessidade, ou em outros casos, como em casos de pós-alta, quando quiserem fazer o *check-in*. Esse envolvimento posterior, temos um pouco de ciência em torno disso, e somos muito bons nisso."

Trencher falou ainda sobre a importância da segurança do paciente para a empresa, dizendo:

"Fomos colocados no espremedor por ter grandes clientes que são instituições financeiras ou planos de saúde com dezenas de milhões de membros, tivemos que responder a longas listas de perguntas em nossas RFPs. Fomos testados dessa forma."

Por fim, ele falou sobre como o sistema Teladoc se integra aos EHRS e que basicamente é construído para isso.

"É construído estruturalmente para fazer isso. Destina-se a trocar, puxar de um registro de saúde ou outro tipo de repositório de dados clínicos, bem como compartilhar dados de volta. Desenvolvemos as diferentes abordagens para isso, bem como a tecnologia subjacente. No final, temos o processo e os padrões em vigor para compartilhar dados pela sopa de letrinhas dos padrões de compartilhamento de dados clínicos."

Polycom

A Polycom formou um nicho com seu áudio e vídeo de alta qualidade e seus recursos de comunicação de conteúdo em várias plataformas. Ele se destaca em tudo, desde um *codec* básico que se conecta a uma televisão, até carrinhos com rodas que se movem de uma sala a outra, até coisas como telepsiquiatria em um *desktop*. Além disso, a Polycom também possui sistemas habilitados para software, incluindo software projetado para dispositivos IOS ou Android, bem como para PCS e Macs. Todos eles têm a capacidade de fornecer vídeos HD, desde que o dispositivo seja capaz disso.

Além de tudo isso, a Polycom também permite que outros fornecedores integrem o software Polycom em seus próprios sistemas usando as APIS que oferecem.

Um dos principais objetivos da empresa é melhorar as situações de avaliação de AVC em áreas onde há risco devido ao tempo limitado disponível para dispensar medicamentos que inibam um AVC de causar danos maiores.

Bob Knauf, o gerente sênior de marketing de produto disse que:

"Um paciente pode estar no centro de Kentucky, mas precisa de acesso a um centro de excelência, por exemplo, em Louisville, para falar com um médico que possa fazer essa avaliação, e é fundamental que o médico seja capaz de ver e ouvir o paciente de forma clara e torna mais fácil para os técnicos controlarem a câmera e aumentar o zoom para ver se o rosto está caído e fazer o diagnóstico clínico remotamente."

No campo da tele-educação e saúde, a Polycom teve um crescimento significativo nos últimos anos. Na verdade, os hospitais têm usado esse serviço para tudo, desde fazer rondas clínicas até permitir que os alunos passem pelo treinamento de enfermagem até estudar em casa.

Knauf continuou neste tópico, dizendo:
"Alguns hospitais, como o Johns Hopkins, estão usando nosso software móvel, enviando iPads para casa com pacientes após cirurgias de grande porte e mantendo-os sob controle por meio de vídeo, em vez de fazê-los vir para exame após exame após exame. Eles estão apenas fazendo exames e entregando melhor atendimento ao paciente."

Knauf também acrescentou que o maior diferencial da tecnologia de telemedicina da Polycom é o áudio.
"Temos áudio estéreo, mas também temos um modo chamado modo música, um modo que usamos na educação musical há muito tempo e que dá uma representação muito mais natural de um instrumento musical. Recentemente, descobrimos hospitais que usam o modo de música para ouvir os batimentos cardíacos remotamente porque descobriram que quando você liga esse modo de música obtém uma clareza incrível. Fizemos isso para ouvir um violão ou piano com mais naturalidade. É o mesmo com um batimento cardíaco. Não está sendo compactado como muitos sistemas de vídeo fazem, o que não é natural."

No entanto, Knauf também continuou a falar sobre a qualidade do vídeo da Polycom e como o software e os algoritmos podem permitir que os usuários tenham uma conversa de vídeo de alta qualidade a partir de 128 kbps de dados.
"No caso da telepsiquiatria, é extremamente importante que o paciente se sinta mais do que confortável, tem que ser virtualmente igual a uma experiência pessoal com uma conversa natural tanto de uma perspetiva de áudio quanto de vídeo."

No entanto, o software que um paciente deve exigir depende do tipo de situação pela qual está passando. Por exemplo, um paciente que necessita de cuidados com o AVC precisará de um *codec* de vídeo junto com uma câmera com zoom de inclinação e calça. Enquanto outros usuários podem precisar apenas de um dispositivo com câmera e conexão à Internet.

Knauf falou sobre o software dizendo:

"Para a telepsiquiatria, o melhor método para o psiquiatra é ter nosso Real Presence Convene, um sistema de vídeo *desktop* com nosso *codec* de alta potência lá, para áudio e vídeo da mais alta qualidade. Esse paciente pode estar em um iPad, iPhone ou PC."

A Polycam usa criptografia AES para proteger todos os seus dados. No entanto, seus sistemas não possuem interface direta com o EHRS. Knauf disse: "Ele não pode simplesmente puxar informações de um banco de dados para o nosso sistema. Você pode conectar seu computador a ele ou compartilhar de um iPad ou outro dispositivo com nosso codec de vídeo; você está apenas compartilhando conteúdo. Você pode obter raios-X, ressonâncias magnéticas, EKGS, mas não está puxando do banco de dados EHR.

Carena

Em 2000, Carena começou como uma empresa de cuidados primários. Seu objetivo era atender em domicílio. No entanto, atualmente, ela tem sua tecnologia de telemedicina *'white label'* em mais de 120 hospitais nos EUA

Falando em nome da empresa, seu presidente e CEO, Ralph Derrickson disse:

"Quando mudamos para a telemedicina, nossa abordagem era como entregar tanto desse valor e experiência do paciente quanto uma visita domiciliar, mas virtualmente.

A maneira como oferecemos nossos serviços hoje é construindo clínicas virtuais para sistemas de saúde. A clínica virtual é uma forma de o paciente chegar ao sistema de saúde sem saber do que precisa, só precisa de ajuda. Operamos essa clínica virtual, fornecemos o software para apresentá-lo ao paciente, as ferramentas de software para que os provedores possam se comunicar com esses pacientes e o software e sistemas de *back-end* para integrar a atividade na clínica virtual ao resto de sua saúde sistema."

Além disso, Carena garante que o atendimento prestado por meio da clínica virtual seja sob demanda, fornecendo o pessoal médico necessário para isso.

"Os sistemas de saúde fazem tudo por meio de agendas, não estão configurados para fazer sob demanda", continuou Derrickson. "Oferecemos serviço e pessoal sob demanda 24 horas por dia, 7 dias por semana, o que é bem diferente de muitos provedores de telemedicina. Temos uma rede de provedores que são empregados por nossos grupos médicos, e sua adesão às diretrizes clínicas é substancialmente diferente do restante do mercado. Fornecemos suporte operacional, assumimos e operamos para eles. Eles podem terceirizar para nós, nós também fornecemos os serviços de marketing digital para impulsionar a utilização."

De acordo com a empresa, quando um paciente visita uma clínica virtual, ele é solicitado pelo menos a quantidade de informações possível para reduzir o *click-to-care* da empresa.

O serviço também pode suportar vários formatos de vídeo, incluindo Apple Facetime, Skype e também vídeo integrado. Depois de inserir uma quantidade mínima de informações de saúde, o paciente pode decidir como deseja pagar o consentimento para o tratamento. A empresa afirma que esse processo leva cerca de cinco minutos no total.

Isso significa que um paciente pode ser uma pessoa sobre a qual a clínica virtual nada sabe, um membro de um plano de associação ou parte de uma população de risco gerenciada.

Derrickson acrescentou que

"Em média, um paciente espera menos de 10 minutos; talvez 15 minutos. Eles serão notificados quando o provedor chegar à sala de exame virtual em qualquer formato de vídeo que escolherem. Nossas visitas duram 20 minutos, fazemos um histórico completo, nos certificamos de que podemos tratá-los, senão encaminhamos para um centro de atendimento de urgência ou incentivamos que esperem pelo médico de referência se for o caso. Quando essa visita é feita, eles recebem um resumo da visita, qualquer informação sobre o tratamento que o médico está dando, informações de acompanhamento se o paciente precisar de tratamento adicional, então fornecem informações sobre os cuidados de acompanhamento e se houver uma prescrição de que a receita é enviada para a farmácia de escolha."

O Carena é protegido por autenticação multifator e criptografia de dados ponta a ponta. Isso garante a segurança dos pacientes que podem ser colocados em risco durante o compartilhamento online de dados. Mesmo que os pacientes optem por usar outros serviços de chat de vídeo como Skype ou FaceTime, eles também têm seus próprios modelos de segurança no local.

"Oferecendo atendimento virtual, cerca de 70 por cento dos pacientes são novos em um sistema de saúde e esse sistema de saúde quer começar a construir um relacionamento com os pacientes para que eles voltem quando precisarem de cuidados médicos no futuro", disse Derrickson.

Todas as informações clínicas desta plataforma são compartilhadas diretamente com o sistema de saúde. Se o paciente decidir listar um prestador de cuidados primários, também receberá uma cópia das informações diretamente. A integração é feita diretamente nos EHRS por Carena.

MDLive

O sistema de telemedicina da MDLive é uma combinação da experiência do paciente, da experiência do provedor e de um *call center*. Qualquer paciente pode acessar essa plataforma por meio de um site, aplicativo mobile ou *call center* de acordo com suas preferências.

Somente visitas por telefone são fornecidas através do *call center*. No entanto, se for concluído que um paciente do *call center* precisa de uma videochamada, a equipe do *call center* incentiva o paciente e o orienta no processo de download do aplicativo móvel ou de envio de uma URL que pode ser usada para fazer login através do navegador.

Por outro lado, os profissionais de saúde devem fazer login em um painel. Aqui, as consultas são originadas de uma de duas maneiras. A primeira é a consulta *on-demand*, onde qualquer paciente pode entrar e simplesmente entrar na sala de espera virtual. Um algoritmo é colocado em processo em segundo plano que ajuda a determinar qual provedor de saúde é atribuído ao paciente com base no estado em que o paciente se encontra, na licença que o provedor de saúde possui e outras informações relevantes.

Os prestadores de cuidados de saúde também têm a capacidade de se tornarem visíveis online, de modo que, quando um paciente chega, eles veem uma lista de prestadores que estão online e podem escolher aquele que acharem adequado às suas necessidades.

A segunda forma é quando os profissionais de saúde

criam agendas mostrando sua disponibilidade para consulta. Os pacientes podem usar este guia para agendar uma consulta por vídeo.

No painel do provedor, eles podem ver os registros do histórico médico do paciente, histórico familiar, histórico cirúrgico e tudo o que o paciente inseriu em seu registro de experiência do consumidor. Qualquer data que possa ter sido retirada de um arquivo de solicitação de plano de saúde ou de um RES integrado ao sistema também ficará visível para o provedor.

O diretor de tecnologia, Brian Lichtlin, afirmou que "Na Humana, sempre que um paciente vem para ver um de nossos fornecedores, nosso sistema tem a integração embutida para reconhecer imediatamente que o consumidor pertence a um plano Humana e nosso sistema automaticamente vai para o sistema Humana e traz o máximo do resumo de saúde do paciente no portal do provedor MDLive para que o provedor tenha os dados mais recentes daquele paciente antes de vê-lo. O médico pode se preparar com a história daquele paciente. Depois de revisar isso, eles clicam em outro botão e ele os conecta à consulta."

Três verticais são usadas pela MDLive para receber pacientes: empregadores, planos de saúde e sistema de saúde. Os arquivos de elegibilidade são enviados pelos empregadores que afirmam que seus funcionários são elegíveis, juntamente com algumas informações sobre o paciente. O MDLINE determina a identidade e os benefícios de uma pessoa junto com algumas outras informações básicas com a ajuda de um plano de saúde que envia a ID de assinante do plano.

Em qualquer caso, uma prancheta digital deve ser preenchida pelo paciente com todas as informações que ele precisa que seus profissionais de saúde saibam.

MDLive também tem uma associação com Walgreens para levá-los a pacientes de telemedicina. Por meio dessa associação, o cliente da Walgreens pode consultar um provedor de serviços de saúde por meio da tecnologia de vídeo MDLive.

"Quando se trata de segurança, uma consulta é tratada com a mesma atenção e confiança de uma visita presencial. A conexão tem segurança em conformidade com HIPAA e controles de privacidade em vigor, e usamos criptografia DTLS ponta a ponta," Lichtlin adicionou.

No entanto, o MDLive não possui integração com EHRS. Lichtlin elabora isso dizendo:

"Alguns dos EHRS são muito avançados tecnicamente. Pessoas como a athenahealth, nós nos conectamos a elas por meio de APIS de endpoint, elas estão na vanguarda. A Epic está começando a permitir a integração de API também. Temos uma equipa de pessoas que trabalha neste negócio há 20 anos, por isso fazemos todo o tipo de integrações. Alguns de seus fornecedores de EHR mais antigos não estão implantando terminais móveis para integração, por isso fazemos muita integração do HL7 com os EHRS legados."

Essas são algumas das melhores plataformas que podem ser usadas para fornecer serviços de telessaúde. No entanto, o mundo da telessaúde está crescendo em alta velocidade. E mesmo que nenhum dos itens acima pareça ser para você, sempre poderá pesquisar mais para descobrir qual deles atende às suas necessidades.

Melhores práticas de serviços de telessaúde

A melhor maneira de garantir que você está economizando tempo e dinheiro durante os serviços de saúde é aplicando as melhores práticas de telessaúde.

Você aprenderá muitas lições ao desenvolver seus programas. E a melhor maneira de crescer é aprender com suas tentativas e erros e garantir que eles não se repitam no futuro.

Especialmente durante uma época como esta, quando o mundo está passando por uma pandemia, pode ser um pouco difícil acompanhar as coisas. No entanto, algumas dicas úteis podem fazer toda a diferença.

Portanto, a seguir estão algumas práticas que podem ser aplicadas aos seus serviços de telessaúde para garantir os melhores resultados possíveis:

Cuide de você mesmo primeiro

Os assistentes sociais, ao lado dos médicos, podem estar enfrentando o momento mais difícil de suas vidas durante a pandemia de COVID-19. Portanto, é necessário que você cuide de sua saúde física, mental e emocional antes de se lançar a consultar outras pessoas.

Você provavelmente já ouviu falar da dica de segurança que as aeromoças dão antes do voo decolar; em caso de emergência, coloque sua própria máscara de oxigênio antes de ajudar outras pessoas. Bem, isso se aplica também aos serviços de telessaúde; especialmente se sua especialidade estiver em consultoria psiquiátrica. A pandemia afetou cada pessoa na Terra, de uma forma ou de outra. Portanto, é fundamental verificar também seus próprios sintomas. Se você se sente cansado ou acredita que está sofrendo de estresse traumático secundário, é hora de descansar primeiro.

Também é importante lembrar que você não poderá mais deixar o trabalho no trabalho. A linha entre casa e escritório pode ser tênue, já que esse meio on-line literalmente traria os pacientes para sua casa. Portanto, quando você usa uma parte da casa para as sessões de consulta, pode ser difícil relaxar dentro ou ao redor dessa área.

Portanto, é imperativo que você mantenha esses fatores em mente e esteja ciente de se conseguirá se tornar um provedor de serviços de telessaúde em um momento como este. Se você ainda decidir fazer isso, é necessário que você preste constantemente atenção também ao autocuidado. Além disso, para evitar a confusão, designe um cômodo específico em sua casa para assistir às sessões. Certifique-se de não fazer isso em seu quarto ou em qualquer lugar onde você relaxe ou durma, pois isso tornará as coisas difíceis.

Lembre-se sempre de que, se sua saúde e sua paz mental não estiverem em suas melhores condições, você nunca poderá ajudar os outros.

Consentimento informado

Conforme já discutido, o consentimento informado é uma parte integrante dos serviços de telessaúde, que descreve as práticas com as quais o paciente e o provedor se sentem confortáveis. Portanto, é importante que você peça consentimento informado aos pacientes com antecedência, antes de sua primeira sessão de vídeo.

Isso o ajudará no caso de surgirem problemas durante a sessão de consulta.

Diretrizes e limites

Quando você se torna um provedor de serviços de telessaúde, pode encontrar todos os tipos de pessoas para consulta. Portanto, é natural que algumas pessoas possam ser menos que agradáveis e pouco complacentes.

É por isso que é necessário que haja um conjunto adequado de orientações que os pacientes sejam informados, antes da primeira videochamada. O paciente deve estar ciente de seus limites e saber que qualquer ação inadequada não será tolerada. A maioria das plataformas de telessaúde possui vários métodos de segurança implementados para garantir a segurança do provedor e do paciente. No entanto, também é possível invadir qualquer sistema online com as ferramentas certas hoje em dia. Como a internet se tornou um lugar perigoso nos últimos anos, essa etapa é muito necessária na interação com estranhos por meio de videochamada, seja qual for o objetivo do chat.

Confidencialidade

Conectando-se ao ponto anterior, também há um maior potencial de risco de confidencialidade ao usar qualquer tipo de tecnologia. Portanto, é necessário que os assistentes sociais estabeleçam novas políticas de confidencialidade que os ajudem a se manter protegidos de tais riscos.

Certifique-se de que a comunicação que está ocorrendo ocorra em uma conexão segura e que toda a transmissão seja criptografada. A melhor maneira de fazer isso atualmente é usando sistemas compatíveis com HIPAA para fornecer serviços de telessaúde. Esses sistemas possuem todos os protocolos implementados para ajudar a garantir a segurança de ambas as partes.

Também é importante garantir que as informações do paciente permaneçam confidenciais no caso de você compartilhar o espaço com um colega de quarto.

Segurança

Também é importante criar protocolos de emergência com antecedência; no caso de a necessidade chegar durante uma sessão. Isso inclui a localização atual do paciente, bem como seu número de telefone e um número de contato de emergência. Se você estiver trabalhando com um novo cliente, é importante verificá-lo com seu documento de identidade com foto e alguns detalhes do caso para evitar fraudes.

Discuta os protocolos de emergência com o paciente com antecedência, caso algo aconteça durante a sessão, para que você, como provedor, esteja preparado para qualquer situação que possa surgir.

Etiquetas adicionais a seguir

Além das práticas mencionadas acima, existem algumas outras etiquetas que devem ser seguidas pelos prestadores de serviços de telessaúde.

Crie um Espaço Adequado para as sessões

Na esteira dos eventos recentes, não apenas os clientes estão fazendo essas sessões de telessaúde de casa, mas os trabalhadores de telessaúde também estão prestando seus serviços em casa. Como falamos antes, quando você começa a fazer as sessões em casa, fica confuso onde está a linha entre trabalho e lazer.

Portanto, além de criar um espaço separado para você, longe do seu quarto ou de qualquer lugar que você vá para relaxar, também é importante que o espaço que você configurar esteja livre de distrações e tenha uma aparência profissional. Ter muitas distrações pode ter um efeito psicológico que pode fazer com que você e seu paciente se tornem menos sérios em relação à sessão, pensando que não é tão séria quanto a coisa real.

Certifique-se de que tudo o que entrar na visão do paciente esteja silencioso e limpo. É uma boa ideia fazer um teste de vídeo antes de realmente aceitar a chamada de um cliente para ter certeza de que está tudo bem. Isso não ajudará apenas o paciente, mas também fará com que você pareça mais confiante, o que o torna menos ansioso e mais profissional durante a sessão.

Preste atenção ao seu traje

Uma das melhores maneiras de causar uma boa impressão é fazer a escolha certa com suas roupas. Isso ainda se aplica quando você está trabalhando em casa. Não pense que fazer uma sessão de videochamada lhe dá o passe livre para usar o que quiser.

Ainda é importante vestir-se profissionalmente enquanto presta serviços de telessaúde. Uma maneira simples de escolher suas roupas é vestir o que você usaria se estivesse dando esta sessão em um escritório real ou se estivesse participando de um evento de negócios casual. Também é melhor deixar de fora cores mais vivas e manter tons mais neutros, como bege e marrom, ou mesmo preto e branco.

Se isso o deixar mais confortável, você também pode pedir ao seu cliente que se vista como se estivesse participando de uma sessão real em um escritório em vez de uma videochamada.

Tecnologia e Comunicação

Com o avanço da comunicação em telessaúde, esta ainda pode enfrentar algumas limitações devido à falta de bons recursos tecnológicos. Nem todo cliente que você recebe, tende a ter uma internet de alta velocidade com uma câmera HD. Isso exigirá que você faça ajustes em seus estilos de comunicação e aumento da comunicação verbal. Ambos, você e seu paciente, provavelmente terão que ajustar sua fala para uma taxa mais baixa para que a comunicação seja clara. Você também terá que ter em mente o lapso de tempo que pode acontecer durante as videochamadas e esperar cerca de um ou dois segundos após as últimas palavras do paciente antes de começar a falar para ter certeza de que ele parou completamente de falar.

Você também terá que soletrar tudo; até mesmo as coisas que você pode ter explicado com gestos manuais ou outros movimentos físicos em um ambiente pessoal. Pode ser difícil para o paciente se concentrar em seus gestos físicos durante uma videochamada e seria ainda mais difícil interpretá-los. Portanto, é melhor que você não espere que eles façam isso e, em vez disso, coloque um pouco mais de esforço no que você está dizendo.

Tudo isso pode ajudá-lo a ter um melhor desempenho como provedor de serviços de telessaúde em nível profissional e ético. Portanto, sempre tenha isso em mente e até mesmo releia de vez em quando para mantê-lo sempre atualizado.

Capítulo 8

Ética e terapia a distância

Embora a educação seja um setor muito diferente em comparação com a comunicação de saúde e telessaúde, há uma grande semelhança entre eles. Ambos são obrigados a cumprir certos regulamentos do governo.

Essas regulamentações governamentais podem ser principalmente uma de duas: HIPAA ou FERPA. Em termos simples, ambas são leis federais destinadas a proteger a privacidade e a segurança dos indivíduos. No entanto, a lei que você conhece ou encontra depende da sua área de estudo.

HIPAA

O Health Information Portability and Accountability Act (HIPAA) foi aprovado em 1996. O objetivo por trás disso era fornecer privacidade e segurança para informações protegidas de saúde.

Se qualquer indivíduo ou departamento deixar de cumprir a HIPAA, eles enfrentarão consequências graves. Basicamente, o Departamento de Saúde e Serviços Humanos dos Estados Unidos (HHS) explica que a Regra de Privacidade da HIPAA estabelece um conjunto de direitos e padrões do paciente que se aplicam aos profissionais de saúde que coletam e armazenam informações do paciente eletronicamente ou de outra forma para proteger as informações confidenciais do paciente.

FERPA

A Lei dos Direitos Educacionais e Privacidade da Família (FERPA) foi aprovada em 1974 e foi apresentada por razões semelhantes às da HIPAA, mas para a indústria da educação. É descrito como um local para proteger a privacidade dos registros educacionais dos alunos. Esses registros têm um conjunto declarado de direitos sobre os registros educacionais que são fornecidos aos alunos, bem como a seus pais ou responsáveis. Esses registros incluem coisas como boletins acadêmicos, transcrições de registros disciplinares, informações de contato, informações de família e horários de aulas. Todos esses registros são repassados aos alunos assim que completam 18 anos e estão para iniciar o ensino superior.

Qual é a semelhança entre FERPA e HIPAA?

Em termos muito básicos, o propósito por trás de ambos, FERPA e HIPAA, foi projetado para proteger as informações de indivíduos e impedir que qualquer pessoa sem autorização acesse as informações. Embora os registros de saúde e de educação geralmente sejam de natureza diferente, há alguma sobreposição entre os dois atos.

No entanto, a regra de privacidade da HIPAAA não se aplica à escola primária ou secundária. Portanto, todos os registros de saúde coletados durante este período da vida de um aluno são tecnicamente definidos como registros de educação, embora possam incluir imunizações, registros obtidos por uma enfermeira escolar e registros de serviços prestados a alunos de educação especial.

FERPA se aplica à maioria das instituições pós-secundárias públicas e privadas e aos registros dos alunos nas clínicas de saúde do campus dessas instituições. Isso pode ser porque as escolas geralmente não são cobertas pelas regras de privacidade da HIPAA ou pelo fato de que as informações de saúde do aluno seriam protegidas pela regra de privacidade da FERPA, mesmo quando a escola é uma entidade coberta pela HIPAA, uma vez que é considerada uma educação registro. Um caso ainda não é considerado vinculado pelo HIPAA em que um plano de saúde em uma instituição de ensino superior está tratando não-alunos, a menos que as informações de saúde sejam transmitidas em formato eletrônico em conexão com a apresentação de pedidos de pagamento.

O HSS explica isso dizendo,

"O FERPA aplica-se à maioria das instituições pós-secundárias públicas e privadas e, portanto, aos registros dos alunos nas unidades de saúde dos campi dessas instituições. Esses registros serão registros de educação ou registros de tratamento sob o FERPA, ambos excluídos da cobertura sob a Regra de Privacidade da HIPAA, mesmo se a escola for uma entidade coberta pela HIPAA."

No entanto, os registros de saúde mantidos pelos hospitais universitários geralmente estão sujeitos à regra de privacidade da HIPAA.

Já falamos sobre como é importante trabalhar apenas em plataformas que estão em conformidade com a HIPAA para fornecer eticamente seus serviços de telessaúde, mas o FERPA também pode ser de grande ajuda quando você está tentando aprender ou ensinar serviços de telessaúde.

Como a pandemia COVID-19 aumentou a demanda por provedores de serviços de telessaúde, mas diminuiu as oportunidades de aprender as habilidades e a ética do serviço, pode ser uma boa ideia usar outras fontes para aprender e ensinar essa habilidade.

Um desses métodos poderia ser usar uma aula online para aprender o básico dos serviços de telessaúde. Por outro lado, você também pode ensinar outras pessoas sobre isso, se achar que tem conhecimento e experiência suficientes para lidar com tal coisa.

Se você planeja ensiná-lo, seria uma boa ideia ficar ciente das regras e regulamentações do setor educacional que foram estabelecidas pelos funcionários do governo.

Melhores aplicativos de vídeo compatíveis com HIPAA

Depois de aprender as regras e regulamentos da Regra de Privacidade HIPAA, é necessário estar ciente dos aplicativos que estão em conformidade com esta lei e podem ser usados para fornecer serviços de saúde por meio de comunicações de telessaúde.

Os aplicativos a seguir têm fornecedores de tecnologia que estão em conformidade com a HIPAA e entraram no Acordo de associado comercial da HIPAA (BAAS) em conexão com o fornecimento de seus produtos de comunicação de vídeo.

- Amazon Chime
- Cisco Webex Meetings / Webex Teams
- Doxy.me
- Hangouts Meet do Google G Suite
- GoToMeeting
- Skype for Business / Microsoft Teams
- Spruce Healthcare Messenger
- Updox
- vsee
- Zoom para saúde

No entanto, após a pandemia de COVID-19, as diretrizes foram suavizadas um pouco. A HIPAA agora permite que os provedores de saúde usem outros aplicativos, mais comumente usados pelo público em geral, a fim de fornecer serviços de telessaúde.

Esses aplicativos incluem:

- Apple FaceTime
- Chat de vídeo do Facebook Messenger
- Vídeo do Google Hangouts
- Skype
- Ampliação

Esta medida foi tomada para que os serviços de telessaúde pudessem ser fornecidos de forma mais conveniente, sem o risco de uma penalidade imposta pelo OCR por não conformidade com as regras da HIPAA durante a emergência nacional que foi causada após a invasão do coronavírus.

No entanto, é crucial que os provedores de saúde notifiquem seus pacientes com antecedência sobre os riscos potenciais à privacidade que são introduzidos pelo uso desses aplicativos de videochamada de terceiros. Eles também devem ser capazes de orientar o paciente ao habilitar todas as criptografias e modos de privacidade disponíveis durante o uso de tais aplicativos.

O que todo assistente social precisa saber

A razão por trás de seu interesse pelo serviço social pode provavelmente originar-se de seu desejo inato de ajudar outras pessoas a melhorar suas vidas e fazer a diferença no mundo; mesmo que seja uma pequena diferença. Visto que ser assistente social não paga tanto quanto outros empregos pagariam, não há realmente nenhuma razão para aderir a essa causa, a menos que você realmente queira.

Mas quando você é tão apaixonado por algo, é fácil ignorar o lado técnico das coisas. Coisas como questões e preocupações de responsabilidade e gerenciamento de risco provavelmente nem passam pela sua cabeça quando você está pensando em se tornar um provedor de serviços de telessaúde.

No entanto, é uma boa ideia pensar sobre essas coisas com antecedência. É importante que você se mantenha seguro primeiro, especialmente quando estiver ajudando tantas pessoas vulneráveis durante sua prática.

Seguro de Responsabilidade Civil

Uma das maneiras de garantir que você tenha proteção legal e financeira para si mesmo, bem como para sua prática, é obter um seguro de responsabilidade civil, esteja você trabalhando sozinho ou para uma organização ou agência.

Existem vários fornecedores de seguros de responsabilidade profissional especializados em trabalhar com assistentes sociais. Essas seguradoras incluem:
• Organização de Serviços de Provedores de Saúde (HPSO)
• Serviços de garantia NASW
• American Professional Agency
• Hiscox

Ao mesmo tempo, também é importante para um profissional de saúde certificar-se de que seu cliente também está protegido.

Para ambos os efeitos, é importante ter seguro de responsabilidade nos dias de hoje.

Portanto, ao escolher uma seguradora para você, é essencial se fazer algumas perguntas enquanto procura a melhor opção:

Esta empresa tem cobertura para serviços telecomportamentais?

Que tipo de serviços eles cobrem?

A prática que exige que eu cruze os limites do estado será coberta por este seguro?

A cobertura da cauda está incluída em sua política?

Sempre se certifique de verificar se a empresa que você está procurando cobre a terapia online em sua apólice.

Como declarou o NASW Assurance Services:

"A Apólice de Seguro de Responsabilidade Social de Assistência Social patrocinada pela NASW Assurance Services oferece cobertura em todo o mundo, desde que a reclamação seja feita e o processo seja instaurado nos Estados Unidos, seus territórios, possessões, Porto Rico ou Canadá."

Portanto, não é necessário comprar outra apólice para prática de internet, telefone ou telecomunicações. No entanto, devido à atmosfera em constante mudança da Internet e sua legislação sem precedentes, é crucial se manter bem informado sobre os métodos atuais e mais recentes em relação aos métodos de sua prática.

Além disso, deve ser imprescindível ter muito cuidado para evitar uma violação da privacidade em relação à confidencialidade do cliente. Recomenda-se que os documentos não estejam disponíveis na internet para acesso; mesmo com configurações de privacidade.

Como a tecnologia e a forma como a usamos estão em constante mudança e evolução, as maneiras como somos capazes de nos comunicar e interagir uns com os outros também estão se expandindo. Portanto, é igualmente importante que você e seus clientes estejam protegidos. É por isso que é essencial ter um seguro de responsabilidade nos dias de hoje; especialmente quando se trata de prestação de serviços de telessaúde.

Privacidade e Confidencialidade

Já mencionamos a importância da privacidade na troca de informações entre um provedor de serviços de telessaúde e o paciente. No entanto, também é importante ter

em mente as regras de privacidade e confidencialidade que
se aplicam durante a realização de telessaúde. Na maioria
das vezes, eles são exatamente os mesmos que seriam durante a prática presencial. Em nosso relacionamento com
aqueles a quem atendemos, privacidade e confidencialidade são equivalentes.

Os assistentes sociais têm um papel honroso, privile-
giado e único no espaço para indivíduos, crianças e famílias que compartilham suas dores e vulnerabilidades mais
profundas. Portanto, fornecer um espaço privado e confidencial é o principal pilar na construção e estabelecimento
de relacionamento.

O Código de Ética NASW, seção 1.07, Privacidade e
Confidencialidade, diz:

(a) Os assistentes sociais devem respeitar o direito dos
clientes à privacidade. Os assistentes sociais não devem
solicitar informações privadas de clientes, a menos que sejam essenciais para a prestação de serviços ou para a realização de avaliações ou pesquisas de trabalho social. Uma
vez que as informações privadas são compartilhadas, os
padrões de confidencialidade se aplicam.

(c) Os assistentes sociais devem proteger a confidencialidade de todas as informações obtidas no decorrer do
serviço profissional, exceto por razões profissionais im-
periosas, incluindo ordens judiciais (ver norma 1.07 [j]). A
expectativa geral de que os assistentes sociais manterão as
informações confidenciais não se aplica quando a divulgação for necessária para evitar danos graves, previsíveis e
iminentes a um cliente. Em todos os casos, os assistentes
sociais devem divulgar o mínimo de informações confidenciais necessárias para atingir o objetivo desejado; somente as informações diretamente relevantes para a finalidade para a qual a divulgação é feita devem ser reveladas.

A lei HIPAA de 1996 é uma regulamentação federal que
também possui um conjunto de regras relativas às normas

para garantir as informações de saúde protegidas (PHI) dos clientes. HIPAA foi basicamente criado para proteger:

"A cobertura de seguro saúde para trabalhadores e suas famílias quando mudam ou perdem seus empregos, exige o estabelecimento de padrões nacionais para transações eletrônicas de saúde e exige o estabelecimento de identificadores nacionais para provedores, planos de seguro saúde e empregadores."

No entanto, o regulamento foi alterado várias vezes desde 1996. Isso foi feito para incluir pesquisas relacionadas a PHI, HIV / AIDS e notas de psicoterapia.

O A Lei de Tecnologia da Informação em Saúde para Saúde Clínica e Econômica (HITECH) de 2009 é uma lei federal que: "Fornece ao HHS autoridade para estabelecer programas para melhorar a qualidade, segurança e eficiência da assistência médica por meio da promoção de TI em saúde, incluindo registros eletrônicos de saúde e troca de informações eletrônicas de saúde privadas e seguras."

As diretrizes padrão foram fornecidas pela HITECH a fim de abordar como as PHI e os dados devem ser protegidos. É necessário que todos os envolvidos no processo de telessaúde, desde os funcionários aos voluntários, contratados e qualquer pessoa que possa ter acesso às PHI, estejam cientes do HIPAA e do HITECH. Uma Notificação de Práticas de Privacidade também deve ser fornecida aos clientes, detalhando o escopo da privacidade e confidencialidade, bem como suas limitações.

Esses modelos, também conhecidos como NPPS, devem ser capazes de ajudar a melhorar a experiência do paciente na compreensão do processo. Para tornar mais fácil para os clientes, esses modelos usam linguagem simples e designs que não são muito complicados e podem ser verificados no local na rede Internet do Departamento de Saúde e Serviços Humanos dos EUA.

Requisitos de licença e regulamentos

Graças ao avanço da tecnologia nas últimas duas décadas e ao subsequente aprimoramento dos computadores e da internet, o mundo realmente se tornou um lugar menor. Isso nos permitiu aprender mais sobre várias culturas e nos conectar com pessoas que vivem a milhares de quilômetros de distância. Agora é possível realizar reuniões virtuais com pessoas que moram em diferentes estados e até países. Tem sido realmente incrível experimentar a expansão da tecnologia.

No entanto, possui algumas falhas próprias. E definitivamente criou algumas questões que precisam ser consideradas quando se trata de serviços de telessaúde e prática de serviço social.

Tanto o governo federal quanto o estadual estão trabalhando para criar leis, regras e regulamentos para governar e supervisionar as mudanças tecnológicas em rápido crescimento, provocadas pela pandemia COVID-19. No entanto, isso deixa os assistentes sociais com uma série de perguntas que eles precisam navegar; sendo um dos mais importantes, "Quem pode praticar as práticas de telessaúde online?"

No entanto, a resposta a essa pergunta não é muito direta e pode depender de muitas coisas, incluindo:

- Sua localização
- Seu nível de prática (se você é um assistente social clínico, assistente social licenciado, etc.)
- A população de clientes que você atende
- A área de sua prática
- Regulamentos estaduais e do conselho de licenciamento.

Como falamos antes, cada estado tem suas próprias regras e regulamentos relativos aos serviços de telessaúde. Isso significa que o requisito de licenciamento também difere de estado para estado. É importante observar, entretanto, que a maioria dos estados exige que a pessoa tenha uma licença clínica para poder exercer a profissão de forma independente.

Uma vez que a tecnologia permite que nos comuniquemos com pessoas em todo o mundo, desde que ambas as partes tenham acesso à Internet, é natural que a maioria dos provedores de serviços de telessaúde queiram ajudar famílias e grupos de pessoas em todo o mundo com seus serviços.

O procedimento de formação de regulamentos que permitem que os provedores de saúde trabalhem em vários países é lento, mas definitivamente está em andamento. Existem leis que estão sendo postas em prática que permitiriam que pessoas em todo o mundo tenham acesso a esses serviços, independentemente de onde vivam. Embora atualmente, seja importante seguir as diretrizes do seu estado para os serviços de terapia tradicional.

Na maioria dos estados, um assistente social ou prestador de serviço de telessaúde só pode exercer a prática no estado em que foi licenciado. Portanto, se você obtiver a licença, mas por acaso se mudar pelo país, é provável que tenha de passar por todo o processo de licenciamento novamente antes de poder praticar os serviços de telessaúde.

As razões pelas quais as leis são assim são porque existem muitas questões legais e éticas que podem surgir ao praticar a prática em um estado no qual você não tem licença legal. Esses incluem:

- Proteção limitada do cliente: Se o cliente tiver a sensação de que seus direitos foram violados, ou se precisar de alguma outra reclamação ou consulta registrada, ele não teria um conselho estadual para denunciar ou tratar de qualquer uma de suas preocupações ao assistente social.
- Seguro de responsabilidade: A maioria das companhias

de seguros de responsabilidade cobre apenas os estados nos quais você está licenciado. Portanto, se algo der errado durante a prática em um estado onde você não está licenciado, no que diz respeito às seguradoras de responsabilidade, seus serviços não são considerados prestados.

• Gerenciamento de Emergência: Em caso de emergência, a assistente social limitou-se a nenhuma opção sobre o que pode fazer para ajudar. Como eles não têm licença para exercer a profissão no estado, eles não têm muito a oferecer em uma situação como essa sem que eles próprios tenham problemas jurídicos.

Gestão de risco e emergência

Embora possa parecer que ambos são a mesma coisa, existem algumas diferenças que você, como assistente social, deve estar ciente.

Gerenciamento de riscos é um processo ativo em serviços de telessaúde. Basicamente, significa ter uma deliberação, tomada de decisão e planejamento contínuos sobre como você lidará com os riscos associados à sua prática online. A natureza da sua clientela e as tecnologias que são usadas por você para mediar as intervenções irão determinar a natureza e o número de fatores.

Por exemplo, qual seria sua reação se um cliente perguntasse se pode gravar uma sessão? Você terá que considerar o seguinte:

• Há algum problema de privacidade e confidencialidade neste caso? Se sim, o que são?
• Você tem informações sobre como o cliente vai armazenar o conteúdo?
• O armazenamento do conteúdo o tornará seguro?
• O que aconteceria se a gravação fosse postada na internet nas redes sociais (Facebook, Instagram, YouTube etc.)?

- Você sabe se o conteúdo seria redefinido como parte do domínio público?
- Como as regras e regulamentos declarados pela HIPAA lidam com esta situação e quais são suas obrigações em relação a isso?

Por outro lado, o Gerenciamento de Emergência lida com situações que podem representar riscos urgentes e imediatos para seus pacientes. Por exemplo, você tem um plano de emergência para o caso de seu cliente ameaçar se machucar durante uma sessão online? Quão forte é o seu plano para lidar com a situação?

Você deve se certificar de que seu plano de emergência inclui:

- Data do plano
- Nome do cliente e data de nascimento
- Endereço do cliente
- Pessoa de contato identificada pelo cliente e método de contato
- Uma pessoa de contato de backup
- Localização da sala de emergência mais próxima
- O número da National Suicide Hotline (nome da linha telefônica nos Estados Unidos, telefone 911; no Brasil chama-se "CVV – Centro de Valorização da Vida" número 188; em Portugal, chama-se SOS Voz Amiga, ou Linha de apoio emocional e prevenção ao suicídio, número 213 544 545.
- Um método *é* ligar para o 911 quando estiver ao telefone com um cliente suicida.
- Pelo menos três agências de saúde mental da comunidade local que estão próximas.
- Um plano para falha técnica durante um contato de emergência.
- A assinatura eletrônica do cliente e a assinatura do provedor no plano.

Para fins de privacidade, é importante que tanto o profissional de saúde como o paciente tenham uma cópia deste plano de emergência.

Falhas técnicas e falhas

Além dos possíveis problemas com os clientes, mais uma coisa que pode dar errado durante uma sessão é um erro ou falha de tecnologia. Por mais incrível que seja a tecnologia, ela pode falhar drasticamente às vezes. Isso pode deixar o cliente em uma situação ainda pior do que estava antes do início da sessão de telessaúde. Portanto, é importante ter um plano com antecedência para quaisquer possíveis falhas técnicas ou falhas que você possa enfrentar para criar uma boa prática telecomportamental.

Existem muitos tipos diferentes de falhas ou falhas que podem acontecer durante a sua prática, incluindo dificuldade para carregar um vídeo para uma sessão de aconselhamento de vídeo, perda de uma conexão de sinal de celular no telefone celular do seu cliente, dificuldade para fazer login no software, todo o site caindo etc.

Em algum ponto ou outro, é inevitável que você tenha alguns problemas técnicos. Portanto, é necessário que você esteja preparado com antecedência sobre as ações que tomará em uma situação como essa. Este plano não deve ser apenas para o provedor de serviços de telessaúde. O cliente que você está atendendo também deve estar ciente deste plano de emergência com antecedência, para que eles saibam quais ações tomar em caso de falha técnica. Isso também garantirá ao cliente que seus serviços estarão de volta em breve.

É importante certificar-se de que esses planos de backup sejam fáceis de colocar em prática. Por exemplo, se suas sessões forem realizadas por meio de videoconferências, ter o número do telefone do paciente à mão, caso algo dê errado com o vídeo, pode ser suficiente para ajudar a lidar com a situação e deixar o cliente confortável.

Os prestadores de serviços de telessaúde, bem como seus pacientes, estão em uma situação frágil. Uma vez que nenhum dos dois tem uma maneira de alcançar fisicamente o outro, ter um plano de backup para o caso de algo dar errado pode ser um salva-vidas real. Portanto, certifique-se de ter um plano com antecedência para tudo que pode dar errado e certifique-se de fornecer todos esses detalhes ao seu paciente antes ou no início de sua primeira sessão.

Ética da mídia social

De uma forma ou de outra, a mídia social se tornou parte da vida de todos. Mesmo que você tenha evitado usá-lo para fins de lazer ou entretenimento, é provável que tenha de usá-lo por motivos de trabalho e outros motivos profissionais.

Provavelmente, seus clientes também usarão plataformas de mídia social. Portanto, é possível que você experimente uma situação em que seu cliente peça para você adicioná-lo como amigo no Facebook ou Instagram, ou segui-lo no Twitter etc. Além disso, pode haver uma situação em que seus clientes possam querer vê-lo fora dos limites dos serviços de telessaúde. Por exemplo, se você mora na mesma cidade e compartilha interesses semelhantes com seu cliente, eles podem querer compartilhar esses interesses com você.

Para ter clareza sobre seus limites em relação a essas situações, é necessário ter políticas de encontro social em vigor também. Esta política pode abordar quaisquer problemas potenciais antes que eles ocorram. Uma vez que seu cliente estará ciente de seus limites com antecedência, as chances de ele iniciar uma conversa que poderia terminar em constrangimento ou falta de comunicação serão reduzidas drasticamente.

Você pode encontrar amostras de tais políticas online, que você pode usar como referência para criar sua própria política. Mas lembre-se de estar cem por cento seguro de sua política e de que ela corresponde ao seu nível de conforto antes de compartilhar isso com seus clientes.

Como muitas mudanças drásticas ocorreram em todo o mundo devido à pandemia COVID-19, as diretrizes para interação de mídia social em serviços de telessaúde também foram revisadas. O chat de vídeo do Facebook Messenger recebeu temporariamente o status de uma aplicação aceitável para a prestação de serviços de telessaúde pelo Departamento de Saúde e Serviços Humanos dos Estados Unidos.

No entanto, seria antiético e insensato usar sua própria conta pessoal para realizar esses serviços. Isso poderia criar uma equação que poderia ser percebida como um relacionamento dual, uma vez que as conexões de pares no Facebook são geralmente consideradas como sendo amigos.

A melhor maneira de evitar complicar as coisas seria criar uma segunda conta profissional no Facebook. Essa conta deve ser usada apenas para conduzir serviços de telessaúde e não deve ser usada para fins pessoais. O mesmo método pode ser usado para outros sites de mídia social que apresentam mensagens de vídeo ponto a ponto síncronas privadas.

Um dos principais pilares para se tornar um provedor de serviços de telessaúde é ser o mais educado possível sobre o assunto. Por isso é necessário que você não pare, que procure adquirir o máximo de conhecimento sobre tudo o que se relaciona ao assunto e continue o processo mesmo enquanto pratica os serviços de telessaúde.

Capítulo 9

Que treinamento entra no processo?

Embora esse seja um aspeto muito importante do comportamento de telessaúde, a verdade é que o treinamento prático para o atendimento virtual ainda não foi amplamente incorporado aos currículos de educação continuada. Isso pode deixar os provedores confusos e inseguros sobre o que fazer.

Assim que os provedores de saúde começarem a trabalhar nesse meio digital, é provável que comecem a se sentir pressionados a fornecer atendimento de alta qualidade e, ao mesmo tempo, considerar as expectativas do paciente em relação aos resultados dos serviços, bem como as medidas de satisfação do paciente.

Há alguns anos, a falta de treinamento em telemedicina foi abordada pelo Ex-presidente imediato da AMA:

"A grande maioria dos estudantes de medicina não está sendo ensinada a usar tecnologias como telemedicina ou registros eletrônicos de saúde durante a faculdade de medicina e a residência médica. Como a inovação na prestação de cuidados e tecnologia continua a transformar os cuidados de saúde, devemos garantir que nossos médicos atuais e futuros tenham as ferramentas e recursos de que precisam para fornecer o melhor atendimento possível para seus pacientes."

Eles passaram a promulgar uma nova política em 2016, na qual encorajaram as escolas a abordar as lacunas no treinamento relacionadas à telemedicina.

Considerando que nos últimos 15 anos o setor de telessaúde teve uma rápida expansão para atender a demanda dos consumidores por serviços de saúde convenientes, é natural esperar que a formação para essa profissão também cresça e veja avanços.

Um estudo realizado pela American Telemedicine Association descobriu que 22% dos entrevistados já haviam começado a usar a videoconferência para falar com um profissional de saúde.

Esse aumento na utilização também se reflete no fato de que a indústria de atendimento virtual está crescendo em alta velocidade e há mais planos de seguro que cobrem visitas virtuais. Portanto, a fim de controlar os custos crescentes de gestão de saúde, um grande grupo de empregadores deve aumentar suas opções de telessaúde e cobertura para funcionários, o que expande ainda mais a demanda por médicos preparados para oferecer atendimento virtual.

Em um esforço para se certificar de que os provedores de saúde estão preparados para o que têm de fazer, eles devem ser capazes de compreender tudo sobre a profissão. A seguir estão as três coisas principais que um provedor de telessaúde deve aprender.

Captura Virtual de Dados

Superficialmente, pode parecer que fornecer serviços de telessaúde ou, em termos mais simples atendimento virtual, é simplesmente como conduzir uma visita tradicional ao escritório pela *webcam* ou mesmo pelo telefone. Porém, este não é o caso na realidade.

Em um ambiente clínico normal, os provedores de saúde têm ferramentas específicas à mão que são usadas para acessar os pacientes. Isso inclui dados de exames físicos, testes de ponto de atendimento e acesso total aos registros médicos existentes.

No entanto, pode parecer estranho para os profissionais de saúde ver os pacientes sem ter todos esses dados para considerar, ao tomar uma decisão sobre a condição do paciente.

Ao operar em um espaço virtual, o provedor requer diferentes métodos de coleta de dados e compreensão de como chegar a um diagnóstico pesando nas informações que já estão disponíveis. Se o profissional de saúde sentir que precisa ter uma reunião pessoal com os pacientes antes de chegar a uma conclusão sobre sua condição, ele não deve hesitar ou se envergonhar em dizê-lo. Caso não seja possível obter a quantidade adequada de dados por meio virtual, sugere-se que seja feito um exame físico em vez de colocar em risco a saúde do paciente. Um profissional de saúde deve ser capaz de entender essa possibilidade quando sugerir isso.

No desenvolvimento de um programa de treinamento de atendimento virtual, é muito importante decompor os elementos de uma visita pessoal para entender quais dados estão disponíveis para o provedor em uma clínica tradicional e avaliar peça por peça quando e se essa mesma informação poderia ser razoavelmente reunida em visita virtual.

A linguagem corporal de um paciente é um ponto importante para o profissional avaliar à medida que o paciente relata seu histórico médico em uma clínica, pois isso pode ajudar o profissional de saúde a perceber coisas que o próprio paciente pode não saber. No entanto, quando a interação ocorre por meio de uma webcam, a linguagem corporal e a comunicação não verbal que ocorrem depende da resolução da webcam, da iluminação da sala, bem como da largura de banda de dados.

Como consequência, a confiança é mais na comunicação

verbal durante as consultas virtuais, enquanto os provedores e os pacientes interagem.

Portanto, é necessário que o profissional de saúde compreenda as pistas que ainda pode reunir durante uma reunião virtual, prestando atenção redobrada ao maneirismo do paciente.

Eles também devem ser capazes de decifrar o máximo que puderem os registros médicos anteriores do paciente e outras informações que o paciente forneça ao profissional de saúde.

Segurança do paciente

Ao utilizar novas tecnologias para aprimorar os serviços de telessaúde, a principal prioridade deve ser a segurança do paciente. Isso não deve ser sacrificado na tentativa de atender o maior número possível de pacientes.

É imperativo que todas as diretrizes existentes para a prática clínica sejam completamente revisadas e aplicadas ao contexto dos serviços de telessaúde.

Quando um provedor de saúde é fluente nas diretrizes clínicas, ele será capaz de determinar quais pacientes, sintomas e condições podem ser trabalhados apenas virtual, e quais pacientes precisam ter uma visita pessoal com o provedor de saúde, ou talvez até mesmo um doutor.

É verdade que cada paciente é único, portanto, sua condição e saúde física e mental devem ser consideradas individualmente durante o tratamento. No entanto, os profissionais de saúde nunca devem presumir que possuem dados suficientes para fazer um diagnóstico e colocar em risco a vida de um paciente, especialmente quando não pesquisaram tão detalhadamente.

É importante que todo provedor de telessaúde entenda que esse serviço não é apropriado para todos os pacientes em uma situação. Os serviços de telessaúde foram introduzidos como um backup do atendimento médico convencional e devem ser usados para o mesmo fim.

Os serviços de telessaúde devem ser utilizados em momentos de emergência, bem como, como uma extensão de um *continuum* de cuidados entre um paciente e seu provedor de saúde. Não deve ser usado quando a pessoa tem preguiça de ir ao hospital.

Educação do paciente

Outra chave importante aqui é a educação do paciente. É possível que o paciente que você está atendendo não tenha experimentado o atendimento virtual antes. Como esta pode ser sua primeira visita virtual, eles podem não entender o que é apropriado e o que não é. Isso pode levar a uma experiência desconfortável que surge de uma frustração compreensível quando uma visita termina com uma prescrição diferente da que o paciente esperava, ou mesmo uma recomendação para visitar um prestador de cuidados pessoais.

Os pacientes devem ser explicados pelos provedores de que seu autorrelato é a fonte primária de informação que o provedor de cuidados tem, e que é a coisa mais importante que será usada para concluir uma avaliação e outras recomendações.

Uma boa maneira de ilustrar isso ao paciente é usar o exemplo de um estetoscópio. Um profissional de saúde usa um estetoscópio para coletar informações vitais sobre o paciente em uma visita pessoal. No entanto, isso não é possível durante uma visita virtual. Mesmo que o profissional de saúde ainda possa coletar muitas informações por meio de uma visita virtual, ele não pode usar um estetoscópio para ouvir os batimentos cardíacos ou os pulmões do paciente enquanto ele respira. Isso pode tornar difícil para o provedor determinar com segurança a causa da tosse ou de outros sintomas do paciente.

Confiar nos pacientes e usar esses exemplos concretos com eles para explicar a situação pode ajudar os pacientes a se tornarem mais conscientes da situação e ajustar o tipo de resultados que esperam ser mais apropriados.

Como profissional de saúde, você lidará com uma grande população de pacientes. E é mais provável que cada um desses pacientes seja único, com expectativas diferentes em relação aos resultados. Você também pode encontrar muitos pacientes que já se autodiagnosticaram e já podem ter sugestões sobre seu tratamento. Eles podem alegar que os antibióticos ou certos medicamentos são necessários para seus sintomas, e eles precisam apenas de aconselhamento profissional.

Embora isso não cubra toda a população que busca serviços de telessaúde, a conveniência de uma visita virtual é particularmente atraente para os indivíduos que possuem tais crenças. Durante sua reunião de atendimento virtual, você pode ouvir frases como, 'Eu tenho essa doença' ou 'Eu sei que preciso desse medicamento.'

Agora é função do profissional de saúde entender quando o paciente pode estar certo e quando eles estão errados. Eles precisam encontrar uma maneira de ser gentil e, ao mesmo tempo, dizer ao paciente que seu autodiagnóstico não é preciso e que pode causar mais mal do que bem se seguir o tratamento desse diagnóstico. Eles precisam ser compreensivos, para que o paciente não se afaste deles. Depois, eles precisam orientar o paciente na direção certa para que ele possa receber o tratamento certo para sua condição o mais rápido possível.

Isso significa que os provedores devem ser treinados para essas conversas difíceis e estar sempre prontos para lidar com tais situações. Eles devem ser capazes de explicar seu raciocínio sem ofender o paciente e saber como discutir o manejo dos sintomas e as precauções de acompanhamento de uma forma que permita aos pacientes sentir que todas as suas preocupações foram ouvidas e levadas em consideração, mesmo que o medicamento que eles tinham certeza de que precisavam não é a cura para sua doença.

O treinamento apropriado do provedor de serviços de telessaúde deve melhorar a compreensão do provedor quando se trata de compreender os pacientes e suas preocupações, sem dispensá-los. Eles também precisam entender quais situações são apropriadas para atendimento virtual e as nuances dessa modalidade de cuidado única.

Também é verdade que os pacientes que têm uma experiência de telessaúde segura e acolhedora terão maior probabilidade de fazer uso desse serviço no futuro. Isso também permitirá que eles vejam esse serviço como parte do sistema de saúde, ao invés de vê-lo apenas como um substituto para o atendimento presencial.

Treino adicional

Embora os itens acima mencionados sejam os fatores mais importantes dos quais um provedor de telessaúde deve estar ciente, existem alguns processos de treinamento adicionais que devem ser realizados para se tornar totalmente elegível para fornecer serviços de telessaúde.

Este processo de treinamento inclui:

Tente organizar uma sessão de treinamento com o software Vender

Embora nem todas as empresas de software de telessaúde forneçam serviços como treinamento de pessoal, as que estão em conformidade com o HIPAA, fazem-no. Essas empresas entendem que os provedores de serviços de telessaúde precisam de um aplicativo de telemedicina que funcione bem e de serviços de suporte de treinamento para ter sucesso em seu trabalho.

Quando você decidir sobre o novo software de telessaúde que deseja usar ao fornecer serviços de telessaúde e estiver começando a configurá-lo, pergunte ao fornecedor do software se ele tem um plano para treinar a equipe. Se o fizerem, pergunte sobre o plano. Faça perguntas a eles. 'Quanto tempo você recebe? '' Qual deve ser o cronograma para o treinamento da equipe? '' O treinamento será na forma de um *webinar*, um vídeo gravado ou outros recursos? '

Certifique-se de ter uma ideia adequada de como é esse treinamento, para que você possa ter cem por cento de certeza se precisa ou deseja prosseguir com o treinamento ou não.

Crie uma lista de perguntas e FAQS técnicos

Se você é novo no treinamento, é natural que tenha muitas perguntas em sua mente. Uma boa maneira de lidar com essas questões é rabiscá-las à medida que passam por sua mente antes do início do treinamento. Você pode até sentar e pensar em perguntas. Basicamente, o que funcionar melhor para você é a melhor maneira de chegar aqui.

Então, quando seu treinamento começar, pergunte ao seu fornecedor de telessaúde se ele tem algum recurso básico para compartilhar. Provavelmente, eles já podem ter uma folha com uma lista de perguntas frequentes que compartilharão com você.

Primeiro, você pode consultar essas perguntas frequentes e ver se elas respondem a todas as suas perguntas. Se sim, isso é bom para você. Caso contrário, você pode continuar a fazer as perguntas restantes durante sua próxima sessão de treinamento.

Lembre-se de que, enquanto você está treinando para

se tornar um provedor de telessaúde, nenhuma pergunta é estúpida o suficiente para não ser feita. A vida de algumas pessoas dependerá de você, então você deve ser o mais meticuloso possível. Portanto, sejam quais forem as possíveis dúvidas ou preocupações que você tenha sobre a profissão, faça-as imediatamente, sem ser tímido. Uma pequena pergunta durante o treinamento pode salvar a vida de uma pessoa mais tarde.

Faça 'Corridas Práticas' para testar o sistema

A velha frase que 'a prática leva à perfeição' ainda é o mais verdadeiro possível. Não importa quanto treinamento você passe, você não terá sucesso até que aplique esse treinamento na prática.

Um bom lugar para começar é abrir o software de telessaúde e começar a navegar para ver se você o entende ou não. Conforme você avança no site, logo aprenderá como ele funciona e para que servem as coisas. Pratique aceitando e organizando reuniões virtuais com pacientes que não são tão críticos. E se ainda não tiver certeza de que está pronto para atender um paciente mais sério, você pode pedir a alguém de sua equipe ou colegas para fingir ser um paciente e fazer com que representem um paciente real em uma consulta virtual.

Quanto mais familiarizado você estiver com o software, menos problemas provavelmente terá no futuro ao praticar este serviço.

Peça a amigos e familiares para fazerem testes

Semelhante a pedir a seus colegas que representem um paciente, isso significa convidar um grupo de familiares e amigos próximos para ajudá-lo a testar sua nova solução de software de telessaúde.

Enquanto estiver testando seus amigos e familiares, lembre-se de manter um bloco de notas ou um *tablet* à mão, para que você possa registrar as perguntas comuns que essas pessoas acabam fazendo durante as visitas virtuais. Eles podem vir como fontes adicionais durante sua próxima sessão de treinamento em telessaúde, ao mesmo tempo em que ajudam novos alunos com preocupações semelhantes.

Atualize seu treinamento

Então você passou pelo treinamento, teve sucesso em aprender tudo o que estava sendo ensinado e agora está online com os pacientes. Isso obviamente significa que você terminou a parte de treinamento, certo?

Bem, praticamente falando, não. Mesmo depois de ir ao vivo (*"go live"*) e tratar alguns pacientes com sucesso, você deve estar sempre pronto para um treinamento adicional enquanto aprende a melhorar suas habilidades como provedor de telessaúde.

Embora você possa ter pensado tanto quanto poderia durante o processo de treinamento, a verdade é que você pode não entender o assunto bem o suficiente para ser capaz de fazer todas as perguntas de que precisa.

Mas, à medida que você inicia um trabalho e começa a obter experiência real com pacientes reais, mais perguntas surgem. O avanço da tecnologia também pode levantar mais questões conforme você avança.

Portanto, é sempre uma boa ideia fazer um curso de atualização em intervalos curtos para que você esteja sempre no topo do seu jogo.

Desta vez, ao longo do treinamento, você terá pacientes reais para discutir. Você pode até obter ajuda com pacientes complicados, cujo diagnóstico é difícil de entender.

Portanto, certifique-se de reservar regularmente algum

tempo para atualizar suas habilidades como provedor de telessaúde.

Dicas para se tornar um provedor de telessaúde bem-sucedido

Depois de passar pelo treinamento adequado para se tornar um provedor de serviços de telessaúde, há mais algumas coisas que você deve considerar para ter um melhor sucesso nesta profissão. Esses incluem:

Use uma câmera de alta qualidade

Como falamos antes, a qualidade de sua câmera pode impactar enormemente em como você percebe a linguagem corporal de seu paciente. Portanto, se você realmente deseja replicar os sentimentos da interação pessoal, terá que investir em uma câmera de boa qualidade.

Quando um paciente consegue ver seu rosto com mais clareza, ele se sente mais confortável e interage com você de maneira mais positiva durante a consulta.

Embora os *laptops* geralmente venham pré-instalados com *webcams* hoje em dia, sua qualidade nem sempre é adequada. Portanto, tente investir em um que tenha alta resolução para ajudá-lo a se comunicar melhor com seus pacientes.

Defina sua câmera no nível dos olhos

Quer a câmera que você está usando seja integrada ou estendida, tente configurar as coisas de forma que a câmera fique aproximadamente no nível dos seus olhos. Isso fará com que seus pacientes sintam que você está realmente se envolvendo com eles, pois tornará mais fácil manter contato visual com eles. Manter o contato visual pode ajudar seu paciente a se abrir mais facilmente.

Use equipamento de som de alta qualidade

Ter um sistema de som de alta qualidade é tão importante quanto ter uma câmera de alta qualidade. Porque quanto mais clara for a sua voz, mais confortável o seu paciente se sentirá enquanto conversa, pois isso criará uma ilusão de presença física.

A maioria dos *laptops* já vem embutida com sistemas de som razoáveis. Portanto, teste seu sistema de som usando um aplicativo de gravação de voz. Grave um pequeno conjunto de conversas (você pode até falar sozinho aqui) e reproduza-o para ouvi-lo.

Faça perguntas a si mesmo enquanto ouve...

'A outra pessoa consegue ouvir você claramente?'

'Você precisa falar mais alto ou se aproximar do microfone?'

'Você pode ouvi-los, ok?'

Considere também se o áudio é bom o suficiente para qualquer visita virtual que possa ter vários funcionários (como um PA ou NP) na linha.

'Os outros funcionários na sala podem ouvir claramente a pessoa e serem ouvidos pelo microfone?'

Se você quiser ter cem por cento de certeza, pode até fazer uma videochamada com um amigo ou familiar e pedir que avaliem a qualidade de sua voz e imagem.

Se você achar que algo não é satisfatório, tente investir em um produto de melhor qualidade.

Defina o seu sistema de notificação

A maioria das plataformas de telessaúde possui um sistema de notificação para visitas virtuais. Eles permitem que você saiba quando um paciente está pronto para vê-lo.

A maioria das plataformas oferece a opção de um e-mail, uma mensagem de texto ou chamada para notificá-lo. Portanto, decida qual método de comunicação é mais conveniente para você e seu fluxo de trabalho de escritório e certifique-se de configurá-lo corretamente. Você pode até usar mais de um método se achar que precisa de várias formas de lembretes.

Vista-se apropriadamente

Você pode estar sentado no conforto de sua casa, mas está prestes a participar de uma reunião muito profissional. Portanto, certifique-se de estar vestido com um traje formal adequado. Apresentar uma aparência profissional reforçará que a visita virtual é uma interação tão profissional quanto se o paciente tivesse entrado em seu consultório.

Leia as reclamações do paciente e o histórico médico com antecedência, se possível

Ler as informações do seu paciente antes da visita dará você insight sobre o paciente. Portanto, se você tiver alguns minutos de sobra antes da reunião, tente examinar o histórico médico do paciente, bem como sua reclamação, e certifique-se de que está preparado para falar sobre essas questões. Como você estará mais preparado para a reunião, provavelmente também tornará o encontro mais eficiente.

Siga as mesmas diretrizes clínicas de uma visita pessoal

Sim, você não pode fazer um exame físico durante uma reunião virtual, mas o resto das coisas não muda. Você pode fazer ao paciente tantas perguntas sobre sua condição e examinar seu histórico médico para chegar a uma conclusão sobre o diagnóstico. Portanto, na maior parte do tempo, você ainda estará seguindo o mesmo protocolo que deve ser seguido em uma clínica real.

Fique engajado

Durante uma visita virtual a um paciente, o mais importante é permanecer engajado. Você deve deixar seus pacientes o mais confortáveis possível, e isso só pode ser feito se você os fizer sentir que realmente se preocupa com suas preocupações. Se você parecer distraído, o paciente pode não ter muito tempo com você e, consequentemente, sair da reunião sem ficar satisfeito.

Portanto, se você precisar fazer coisas como fazer anotações enquanto os pacientes estão falando, informe-os sobre isso com antecedência. Isso garantirá que o paciente saiba que você está prestando atenção ao que ele está dizendo, ao mesmo tempo que documenta o caso, de modo que o ajudará a chegar a um diagnóstico mais tarde. É muito importante lembrar disso, já que você não está na mesma sala com eles e as coisas podem parecer diferentes quando vistas na tela de um computador.

Mantenha o número da equipe de suporte em um local de fácil acesso

O ideal é que você não precise entrar em contato com a equipe de suporte sobre problemas. No entanto, podem surgir problemas técnicos às vezes. Um bom serviço de telemedicina tem sempre à sua disposição uma equipa de apoio a quem poderá contactar sempre que necessitar de ajuda.

Escreva esses números de emergência e mantenha-os

em um local de fácil acesso em sua área de trabalho. Também é uma boa ideia inserir esse número em sua lista de contatos do celular para que você o tenha sempre com você e possa coordenar com eles sempre que precisar resolver um problema.

Explique as etapas de acompanhamento

Quando a consulta for concluída, explique ao paciente o que ele precisa fazer em seguida. Isso pode ser agendar outra consulta, dependendo de suas necessidades ou pegar os medicamentos necessários na farmácia mais próxima.

Antes de encerrar a reunião, você também pode perguntar ao paciente se ele tem algum *feedback* sobre o processo de visita virtual. Principalmente se for a primeira consulta virtual do paciente, eles podem ter revisões importantes sobre a reunião. O *feedback* deles pode ajudá-lo a tornar suas visitas mais bem-sucedidas no futuro.

Lembre-se sempre de agradecê-los antes de encerrar a ligação, pois isso cria um bom relacionamento entre o profissional de saúde e o paciente.

Capítulo 10

Quais são as vantagens?

Além de ser uma bênção para os pacientes e para as pessoas que sofrem de doenças menores a maiores durante a pandemia do coronavírus, os serviços de telessaúde têm benefícios que vão além.

Além de reduzir as visitas pessoais, a telessaúde oferece alguns outros benefícios dos quais devemos estar atentos.

Pacientes economizam muito dinheiro

Em termos práticos, os serviços de telessaúde reduzem o custo de uma consulta médica quase pela metade. Você ainda tem que pagar ao médico a sua taxa, mas você economiza no transporte, na taxa de hospital e outros custos que surgem quando você tem que sair de casa. Como os serviços de telessaúde permitem que o médico veja o paciente onde quer que esteja, isso economiza muito dinheiro para o paciente.

Uma dessas situações ocorreu no Alasca em 2012, quando mais de 75% dos pacientes foram tratados remotamente seguindo diretrizes semelhantes aos serviços de telessaúde. De acordo com o artigo publicado pelo Congressional Research Service, isso economizou ao paciente cerca de US $ 8 a US $ 10 milhões apenas em viagens. E tudo isso sem a necessidade de corte de honorários médicos.

Maior acessibilidade de instalações médicas

Este é o benefício básico mais importante dos serviços de telessaúde. Uma vez que todo o serviço é alimentado pela tecnologia digital, é mais fácil fornecer serviços a pessoas que, de outra forma, não poderiam ter acesso a esses serviços.

A verdade é que existe uma escassez de médicos que aumenta constantemente. Portanto, esse serviço pode ser usado para chegar a lugares onde um médico não pode fazer. E uma vez que o mundo se tornou uma Aldeia Global devido à inovação galopante no mundo da tecnologia, dificilmente há alguém que não possa beneficiar deste serviço com um pouco de trabalho duro.

Um novo modelo de negócios

Como um modelo de negócios, a telessaúde está basicamente mudando o paradigma ao promover o atendimento ao consumidor. Os médicos agora podem estender seu trabalho além das instalações físicas e tratar os pacientes com mais liberdade de horários e locais, criando um modelo melhor para os pacientes e para eles próprios. Um artigo de *mHealthIntelligence* refere:

"Os especialistas estão descobrindo agora que podem lançar sua própria plataforma de telessaúde para os consumidores, oferecendo seus serviços online da mesma forma que um banqueiro, corretor de imóveis ou outro empresário."

Na verdade, ajuda o profissional de saúde a trabalhar melhor

Outro grande benefício do serviço é que ele economiza muito tempo para o paciente e para o prestador de cuidados. Isso permite que os médicos trabalhem mais e prestem melhor atenção aos pacientes.

Além disso, também os ajuda a obter melhores receitas com seu trabalho. Essa receita também pode ter uma vantagem competitiva, uma vez que é mais provável que o paciente permaneça quando for conveniente para ele.

Melhora a qualidade da saúde

Isso é particularmente verdadeiro para áreas rurais, mas também pode ser aplicado a outros lugares. As tecnologias podem permitir um melhor transporte de entrega e tratamento de condições agudas.

Como pode ser usado para reduzir muitas visitas desnecessárias ao pronto-socorro, também ajuda a manter o local em melhores condições. Além disso, os pacientes não precisam viajar para se tratar, o que reduz o risco de contrair ou transmitir um vírus ou qualquer bactéria pelo caminho.

Pacientes com menor ausência

Se você conseguir o serviço sem sair de onde está no momento, pode haver algum motivo para não comparecer à consulta? Na verdade, esse é um grande problema nas áreas rurais, onde os pacientes sempre deixam de comparecer às consultas.

Isso também incomoda os médicos, pois agora eles estão sujeitos a uma perda de tempo e têm que ajustar tais pacientes em consultas posteriores. Com os serviços de telessaúde, pode haver uma grande redução desses problemas, já que os pacientes têm maior probabilidade de aparecer, a menos que surja alguma grande emergência.

Maior satisfação do paciente

Além de aumentar a probabilidade de todos os pacientes comparecerem às consultas em todos os momentos, esse serviço também aumenta as chances de satisfação com o atendimento prestado.

Uma vez que a satisfação do paciente é um indicador chave de desempenho em telessaúde e nos serviços médicos em geral, é importante observar esse ponto. O reduzido esforço que o paciente precisa fazer para conseguir o serviço permite que sua experiência melhore drasticamente. E mesmo que, no final das contas, obtenham mais ou menos o mesmo serviço que receberiam se tivessem ido à clínica, o estresse reduzido tem um efeito psicológico que lhes dá mais satisfação. Este é um efeito direto da redução de custos e complicações.

Aumenta o fluxo de trabalho clínico e a eficiência das práticas

Além de permitir ao médico atender o paciente sem que nenhum deles tenha que sair de casa, também possui serviços automatizados que lembram o paciente de fazer o acompanhamento de sua saúde e de tomar remédios e outros serviços.

Ele serve como um canal para uma priorização mais rápida do atendimento, acionando cada caso e melhorando a comunicação ao capturar e armazenar dados dos pacientes para uma melhor tomada de decisão médica. Isso ajuda o fluxo de trabalho clínico geral a aumentar a eficiência.

Dados Reutilizáveis

De modo geral, quando um médico atende um paciente, ele não pode salvar a experiência de forma alguma para que seja útil para outros pacientes. Mas nos serviços de telessaúde, muitos dados podem ser armazenados e podem ser usados para ajudar outros pacientes que sofrem de doenças semelhantes.

Isso também permite que os pacientes salvem seus registros e os encaminhem para seus médicos, em vez de ter que fazer tudo em tempo real. As fotos também podem ser compartilhadas para examinar questões como manchas e feridas.

Monitoramento Remoto de Pacientes

Existem várias tecnologias que permitem a uma equipe de atendimento monitorar a saúde de um paciente remotamente.

Quatro aplicações comuns são:

- Dispositivos que medem e transmitem dados sem fio para uma equipe de atendimento; exemplos são a pressão arterial e a função pulmonar.
- Dispositivos vestíveis que gravam e transmitem dados automaticamente; exemplos são os níveis de glicose no sangue, frequência cardíaca, atividade física, tremores e padrões de sono.
- Aplicativos baseados na web ou móveis para enviar dados para uma equipe de cuidados; um exemplo são as leituras de glicose no sangue.
- Dispositivos de monitoramento remoto baseados em casa que detetam mudanças nas atividades de rotina; exemplos são sono excessivo e quedas.

Essas tecnologias podem melhorar a qualidade dos cuidados de saúde à distância, proporcionando aos pacientes acesso à sua equipe de atendimento e removendo quaisquer barreiras.

Claro, há muitos problemas que não podem ser

resolvidos com os serviços de telessaúde. Alguns ferimentos graves, doenças e outras enfermidades requerem uma visita ao médico. Mas essas são questões importantes que acontecem com menos pessoas em geral.

Mas a quantidade de conveniência que os serviços de telessaúde podem fornecer à maioria das pessoas é definitivamente algo que precisa ser tornado mais comum e todos devem estar cientes disso.

Prós e contras

Como qualquer outra coisa no mundo, os serviços de telessaúde vêm com seu próprio conjunto de prós e contras. Embora seja comprovadamente benéfico para as pessoas, eles têm algumas desvantagens que você também deve conhecer.

Embora seja importante aprender sobre os prós, também é crucial aprender sobre os contras, porque isso lhe dá a oportunidade de melhorar cada vez mais os serviços, resolvendo esses problemas.

Já falamos sobre as vantagens desses serviços em detalhes, mas aqui está uma comparação dos prós e contras para ajudar a entender melhor as coisas.

Profissionais da telemedicina

- Conforme afirmado inúmeras vezes antes, os serviços de telessaúde são mais acessíveis e convenientes como cuidados de saúde para os pacientes. Esta é a força motriz básica por trás do campo. Na verdade, ele foi originalmente desenvolvido nos Estados Unidos para controlar a escassez de serviços médicos de saúde em todo o país, especialmente em áreas remotas. Mas eles se expandiram tanto agora que os médicos que trabalham nos Estados Unidos podem cuidar de pessoas em países do terceiro mundo sem muitos problemas. Esses serviços não só conseguiram quebrar as barreiras geográficas que vêm com as práticas médicas, como também desenvolveram um modelo de prestação de serviços de saúde muito melhor e muito mais conveniente para os pacientes.

- Esses serviços também tornaram muito mais fácil estender o acesso a outros especialistas quando necessário. Se você é apenas um assistente social treinado na prestação de serviços de telessaúde, pode não ser qualificado o suficiente para lidar com questões maiores; como se aquela pinta pode ser um sinal de câncer. Nesses momentos, você pode orientar o paciente a consultar um especialista. Isso ajuda o médico especialista, assim como ele não precisa perder tempo atendendo muitos pacientes por motivos menores. Em vez disso, eles podem apenas atender os pacientes quando houver uma necessidade real, para que possam prestar mais atenção aos casos graves.
- A única coisa indiscutível aqui é que os serviços de telessaúde incentivam muito mais a comunicação entre os pacientes e seus prestadores de serviços. Eles não precisam se preocupar em visitar seu médico por questões menores. Em vez disso, eles podem consultar seu provedor de telessaúde sem causar muitos problemas. Isso também significa que você poderá fazer mais perguntas e obter mais respostas; tornando-o totalmente ciente da situação em que se encontra.
- Na verdade, eles melhoram a qualidade do atendimento prestado aos pacientes, tornando mais fácil para os prestadores de cuidados verificá-los e se certificar de que tudo está indo bem. Quer estejam usando um sistema de monitoramento remoto de paciente mais extenso para observar o coração do paciente, ou fazendo um vídeo-chat para responder a perguntas sobre medicamentos após uma alta hospitalar - a telemedicina leva a melhores resultados de tratamento.

Contras dos serviços de telessaúde

- Embora seja verdade que quase qualquer pessoa pode treinar para se tornar um provedor de serviços de telessaúde, é preciso ter em mente que não é uma tarefa fácil. É necessário que você passe por um treinamento muito técnico e use o equipamento para ser elegível para fornecer o serviço. Claro, isso também depende da extensão dos serviços que você pretende fornecer. De modo geral, um assistente social não precisa estar no mesmo nível de um médico que presta serviços sociais de saúde, mas ainda precisa aprender e entender perfeitamente o que está fazendo e sua posição em todo o cenário.

- Outro grande problema com esses serviços surge de seu maior profissional: a acessibilidade. Basicamente, qualquer paciente no mundo agora pode se inscrever em provedores de serviços de telessaúde com apenas alguns cliques. Tudo que você precisa é de uma *webcam* e uma boa conexão com a Internet, e você pode simplesmente entrar na Internet e fazer uma solicitação. O problema com isso é a falta de consistência; e isso funciona de duas maneiras diferentes. Com o aumento da demanda, já falta oferta. Existem tantos pacientes que um número limitado de médicos pode atender. E embora o objetivo aqui seja resolver esse problema, há outro problema. Quando um paciente é atribuído aleatoriamente a um provedor de saúde, o servidor provavelmente não tem conhecimento de seu histórico médico. Então, tudo o que eles estariam fazendo é avaliar a situação atual do paciente sem todo o contexto necessário para fazer um exame adequado. Para resolver esses problemas, é preciso haver um sistema adequado de coleta de dados e como tudo funciona nesses serviços.

- Algumas das pessoas que têm uma abordagem mais crítica em relação a esses serviços acreditam que um exame físico é necessário para fazer um diagnóstico adequado. Eles acham que os serviços de telessaúde são impessoais. E embora o que eles acreditam não seja totalmente verdade, também não é totalmente falso...

• Também é importante lembrar que nem tudo pode ser diagnosticado e resolvido pelos serviços de telessaúde. Há questões que precisam de um exame físico e é importante entender quando uma videochamada simplesmente não funcionaria.

No entanto, se olharmos para o quadro geral, os prós superam os contras de longe. Mesmo que haja alguns contras nos serviços, isso não significa que o bem que esses serviços trazem possa ou deva ser esquecido.

Consultas de telessaúde

Outra coisa que você precisa aprender são os tipos de consultas de telessaúde. Quando as pessoas ouvem o mundo "telessaúde", é mais provável que imaginem um médico atendendo um paciente em tempo real, mas em uma chamada de vídeo, tentando ajudá-las a descobrir seu problema.

Embora essa imagem não seja falsa, também não é a imagem completa do serviço. Porque a verdade é que os serviços de telessaúde cobrem um quadro muito maior e mais amplo do que apenas chamadas de vídeo bidirecionais. Basicamente, qualquer serviço de saúde que possa ser prestado por meios tecnológicos que ajudem a superar as distâncias geográficas pode estar sob a égide dos serviços de telessaúde.

No entanto, ele ainda pode ser agrupado em algumas categorias principais, algumas das quais são:

Solução Store-and-Forward Telemedicine

Já abordamos esse tipo de serviço de telessaúde. É

quando os provedores de saúde estão prestes a encaminhar e compartilhar dados médicos relacionados aos seus pacientes, incluindo resultados de laboratório, imagens, vídeos, registros etc., com um especialista em um local geograficamente diferente. Os próprios pacientes também podem consultar especialistas com essas informações por meios tecnológicos, sem ter que se deslocar para vê-los pessoalmente.

Monitoramento Remoto de Pacientes

Também conhecido como telemonitoramento ou telessaúde residencial, esse tipo de serviço de telessaúde permite que os profissionais de saúde monitorem um paciente e rastreiem seus sinais vitais de um local diferente. Isso permite que eles observem facilmente os sinais de alerta e tomem ações rápidas se algo parecer fora do comum.

Telessaúde em tempo real

Isso é provavelmente o que a maioria das pessoas pensam quando ouve o termo telessaúde. Em termos simples, isso é basicamente o equivalente virtual da visita do médico em pessoa. Isso requer uma interação em tempo real entre o provedor de saúde e o bate-papo por áudio e vídeo do paciente, pois eles podem discutir os problemas enfrentados pelo paciente.

A telessaúde em tempo real teve um grande crescimento em popularidade ao longo dos anos.

Capítulo 11

A telessaúde veio para ficar

É seguro dizer que atualmente o serviço de Telessaúde está tendo seu momento. Isso se deve principalmente à pandemia COVID-19. Nos últimos meses, muitas pessoas recorreram a vídeo ou telefonemas para se comunicarem com seus médicos, a fim de respeitar as regras de distanciamento social.

No entanto, permanece a questão de saber se ainda será capaz de suportar este momento em que a pandemia se espalha pelo mundo e, eventualmente, retroceda em alguns lugares.

Embora os pacientes tenham tido o cuidado de usar as visitas virtuais para evitar os consultórios e prontos-socorros superlotados e potencialmente infeciosos, também houve um aumento sutil nas consultas cara a cara ultimamente, já que a ameaça diminuiu em algumas cidades.

Também se pressupõe que os pagamentos de seguro para serviços de telessaúde podem ser apenas temporários; especialmente a custo total.

A ampla gama de serviços prestados pelo Medicare também está programada para terminar quando o coronavírus não representar mais uma emergência de saúde pública. Também é possível que as seguradoras privadas, que estavam seguindo o exemplo do governo durante a pandemia, voltem a pagar as visitas virtuais aos médicos por uma fração do custo em comparação com as visitas tradicionais; isto é, se eles pagarem qualquer coisa.

A United Healthcare e a Anthem, que por acaso são algumas das maiores seguradoras do país, declararam que não decidiram se estenderão suas apólices que foram adotadas para permitir a cobertura em vez da visita médica durante a pandemia além de setembro ou outubro.

A Dra. Mia Levy, que é a diretora do centro de câncer da Rush University Medical Center em Chicago e usou métodos virtuais para tratar pacientes durante o auge da pandemia, disse que "a preocupação de todos na indústria é que o reembolso está em risco. Por causa da telessaúde, fomos capazes de nos manter ativamente engajados com nossos pacientes. "

Embora haja amplo apoio bipartidário para a cobertura de telessaúde, teria de haver algumas legislações específicas aprovadas pelo Congresso para tornar permanentes algumas dessas mudanças feitas pelo Medicare.

"Reverter o curso seria um erro", disse Seema Verma, o administrador do programa federal. Ela garantiu que os médicos fossem reembolsados pelas visitas virtuais, mesmo que por telefone, da mesma forma que as visitas presenciais. Ela também ajudou a flexibilizar as regras sobre quem pode usar os serviços de telemedicina.

No entanto, também é importante notar que a pandemia não foi a única razão pela qual as pessoas começaram a consumir os serviços de telessaúde, e tem visto um crescimento promissor que tornaria possível manter a relevância nos próximos anos.

Na verdade, uma enquete conduzida pelo Sage Growth Partner (SGP) e Black Book Market Research mostra que 25% dos consumidores entrevistados tinham usado serviços de telessaúde antes da atual pandemia COVID-19.

59% dos consumidores relataram que estavam mais propensos a usar os serviços de telessaúde agora do que antes de experimentarem o serviço. Além disso, 33% dos consumidores chegaram a dizer que deixariam o médico atual em troca de um provedor que oferecesse acesso por meio da tecnologia de telessaúde.

UMA relatório da Global Market Insights afirma que o mercado de telemedicina deve ser avaliado em US $ 175,5 bilhões até 2026. Depois de olhar para esses números, é seguro presumir que há uma necessidade de telessaúde agora, bem como no futuro.

"A telessaúde já estava experimentando um impulso e um crescimento significativos antes desta emergência de saúde pública," diz Liza Mazur, que é sócia da McDermott Will & Emery, empresa especializada no espaço digital de saúde. "Sua trajetória contínua foi solidificada pelo papel vital que desempenha na prestação de cuidados hoje", acrescenta.

Aqui estão alguns dos motivos que comprovam que a telessaúde veio para ficar:

**A adoção e prontidão da telessaúde
para abraçar a tecnologia**

Embora as regras de distanciamento social estejam sendo relaxadas, elas ainda não foram completamente erradicadas. No mínimo, ainda pode levar mais um ano para que uma vacina eficaz contra o coronavírus seja formulada e testada o suficiente para garantir que seja segura para consumo público em massa. Isso significa que não importa quanta precaução se tome, eles ainda estão sob a ameaça de pegar esse vírus.

Portanto, para ajudar a nivelar a curva, uma porção significativa dos EUA ainda é sugerida para ficar em casa. Basicamente, qualquer pessoa que possa ficar em casa e trabalhar em casa deve continuar a fazê-lo, enquanto os outros devem fazer o mínimo de contato possível com outras pessoas.

No entanto, muitas dessas pessoas ainda precisam de

seus médicos e médicos para ajudá-las com suas doenças. O acesso à tecnologia de telessaúde pode tornar isso possível.

Sim, a telessaúde não é um substituto perfeito para as visitas pessoais e, como qualquer outra coisa, tem suas limitações. Mas ainda pode desempenhar um papel vital em acompanhar os *check-ups* de rotina e consultar os profissionais de saúde quanto aos sintomas de várias doenças, reduzindo, assim, as visitas pessoais em grande medida. O serviço de telessaúde também está sendo utilizado para tratar pacientes com câncer, que possivelmente correrão um risco maior de mortalidade se contraírem o vírus, uma vez que seu sistema imunológico já está fraco.

Os serviços de telessaúde também podem desempenhar um papel significativo no rastreamento dos sintomas do coronavírus. Isso não apenas ajudará o paciente a ficar isolado caso tenha contraído o vírus, mas também impedirá que o espalhe para outras pessoas.

"Nossos pacientes têm sido responsivos e abertos à opção de telessaúde. O que é bom sobre telessaúde é que podemos ver todos os nossos pacientes com acne e isotretinoína" diz Laurie Fashakin, médica assistente da Derrow Dermatology Associates. Ela acrescenta ainda: "É importante, ao tratar doenças crônicas, como acne, psoríase e dermatite atópica, que os pacientes continuem tendo acesso a nós e a seus medicamentos. Visitas virtuais tornam isso possível durante esse tempo louco."

A especialidade médica que teve um grande aumento na telessaúde é a saúde comportamental. Em uma enquete, cerca de 45% dos entrevistados disseram que a pandemia está afetando sua saúde mental de forma negativa. Isso fez com que o uso de visitas virtuais para consulta de problemas de saúde mental atingisse recordes elevados.

Também é interessante notar que a situação atual tem chamado a atenção para a importância do acesso aos serviços de telessaúde no que diz respeito à saúde mental, visto que isso se aplica tanto aos pacientes existentes como aos novos pacientes afetados pela pandemia.

Um conselheiro de saúde mental licenciado da Flórida, Meaghan Stewart declarou:

"Além da ansiedade exacerbada que as pessoas estão sentindo, observei um aumento na recaída e na violência doméstica, bem como um número crescente de clientes pedindo referências de psiquiatras pela primeira vez. Inicialmente, meus clientes e até eu, éramos resistentes à saúde telemental (o que era novo para mim), mas dentro de semanas as rodinhas de treinamento foram retiradas e estou tratando os clientes com eficiência e eficácia."

Além disso, a Federal Communications Commission (FCC) anunciou que estabeleceu um programa de telessaúde COVID-19 de US $ 200 milhões. Este programa ajudará os provedores de saúde elegíveis a continuar sua prática de tratamento de pacientes por meio da tecnologia de telessaúde. Este é um passo importante para tornar a tecnologia mais acessível aos pacientes que, de outra forma, não seriam capazes de acessar os serviços de telessaúde.

Barreiras regulatórias foram reduzidas

Na esteira da pandemia, demorou algumas semanas para que as mudanças regulatórias fossem resolvidas da noite para o dia. Em um mundo não atingido pelo vírus, essas mudanças poderiam ter levado anos para passar.

Mesmo que essas mudanças tenham sido feitas em estado de emergência e sejam consideradas temporárias no momento, ainda assim se mostraram bem-sucedidas na redução ou mesmo na eliminação das barreiras que antes existiam. Isso tem encorajado tanto os provedores quanto os pacientes a optarem pela telessaúde em vez das visitas pessoais, sempre que possível.

No entanto, não se trata apenas de prevenir a disseminação do coronavírus, mas também de reduzir o uso de equipamentos de proteção individual (EPI) que hoje são utilizados em grande quantidade. Ele precisa ser guardado para a equipe médica que está na linha de frente, trabalhando dia e noite, para continuar a fornecer pacientes que não podem ser tratados apenas por meio de serviços de telessaúde, ao mesmo tempo que fornece aos pacientes que podem.

Houve uma mudança sísmica no cenário regulatório entre o primeiro caso diagnosticado de COVID-19 em 21 de janeiro e quando o Congresso aprovou a primeira legislação de alívio do coronavírus em 6 de março para a Lei CARES, sendo assinada em 27 de março.

A Lei CARES fornece muitas disposições destinadas a ajudar as práticas, incluindo aquelas que encorajam especificamente o uso de telessaúde.

Um exemplo é que a disponibilidade do serviço de telemedicina por pacientes que viviam em áreas rurais era fortemente restringida pelos regulamentos do Medicare no passado. Nesses casos, apenas um médico localizado em um ambiente institucional poderia cuidar do paciente.

No entanto, de acordo com as atuais dispensas, é permitida a prestação de serviços de telessaúde a qualquer paciente, independentemente de sua localização, inclusive em sua residência. Os médicos também podem tratar os pacientes a partir do local de sua residência, em vez de se apresentarem em uma clínica. Embora ainda seja um debate se os serviços de telessaúde devem ser autorizados a cruzar as linhas estaduais.

Além disso, anteriormente, os serviços de telessaúde só podiam ser prestados a pacientes já estabelecidos como clientes de um médico específico prestador de serviços de telessaúde. Isso significa que um paciente que teve pelo menos uma consulta pessoal com o provedor de saúde nos últimos três anos. A isenção atual, no entanto, permite que os provedores de saúde tratem pacientes existentes e novos com o uso da tecnologia de telessaúde.

Outra coisa importante a se observar é que os padrões de privacidade HIPAA também estão sendo flexibilizados para plataformas de telessaúde, a fim de permitir o uso de aplicativos de videoconferência padrão.

O Escritório de Direitos Civis (OCR)declarou que "durante a atual emergência de saúde pública, não usará sua discrição de aplicação contra provedores que usam aplicativos como FaceTime, Zoom ou Skype, que geralmente não cumprem com as Regras de Segurança HIPAA, para fornecer serviços de telessaúde". Mas isso só se aplica desde que o uso desses aplicativos seja feito de maneira semelhante ao software de comunicação de telessaúde aprovado pela HIPAA e não seja usado indevidamente para benefícios pessoais. Esta é uma posição seletiva de não fiscalização, que permite aos profissionais de saúde a flexibilidade de estender seus serviços aos pacientes em ambientes remotos, usando a tecnologia de videoconferência que já está comumente disponível para uso público, sem medo de serem penalizados.

No entanto, ainda é responsabilidade dos profissionais de saúde tomarem cuidado, pois eles serão responsabilizados se houver um caso de violação de dados. Deve-se notar também que essas mudanças foram feitas por conveniência durante a pandemia e podem ser revertidas assim que a situação se estabilizar completamente. Portanto, as soluções não compatíveis com HIPAA podem não ser viáveis a longo prazo.

Uma coisa que não foi considerada, mesmo depois que a pandemia causou um aumento nos serviços de telessaúde, foi se a prescrição de substâncias controladas deveria ser permitida por meio dos serviços de telessaúde. No entanto, o Drug Enforcement Administration (DEA) recentemente afrouxou certos requisitos e agora permitirá que os médicos prescrevam substâncias controladas durante a pandemia com base em visitas de telemedicina.

Outra coisa a se levar em consideração é o que acontece quando um paciente precisa de outros equipamentos médicos, como muletas ou aparelhos novos. As normas atuais estabelecem que, desde que a necessidade seja considerada não urgente, é permitido o envio do equipamento ao paciente sem a sua assinatura física. Já a sessão de adaptação pode ser realizada por meio de uma visita virtual de acompanhamento até que seja possível avaliar o paciente pessoalmente.

Independentemente de o COVID-19 continuar sendo uma ameaça a longo prazo ou não, os pacientes sempre terão necessidades médicas que precisam ser avaliadas, e os serviços de telessaúde atendem a essas necessidades ao mesmo tempo que seguem as regras de distanciamento social.

O impacto financeiro e o reembolso melhoraram

Antes que a pandemia COVID-19 ocorresse e a maioria das empresas encontrasse uma maneira de trabalhar em casa, os médicos não eram remunerados pelos serviços que prestavam por meio de serviços de telessaúde no mesmo nível em que geralmente seriam pagos por uma visita ao consultório. Isso diminuiu a probabilidade de médicos e prestadores de serviços de saúde fornecerem esses serviços no lugar das visitas pessoais.

Até mesmo o reembolso do Medicare para serviços de telessaúde foi limitado a uma parcela menor da população de pacientes em um conjunto muito limitado de circunstâncias. E mesmo nos casos limitados de serviços de telessaúde que eram cobertos pelo Medicare, o pagamento era significativamente menor quando comparado às visitas ao escritório. Na verdade, muitas vezes, os profissionais de saúde não foram compensados de forma alguma.

No entanto, devido à emergência de saúde enfrentada pelo grande público durante a pandemia, enquanto os consultórios médicos e profissionais de saúde foram fechados para garantir a segurança, as coisas sofreram uma mudança drástica. O Medicare expandiu significativamente sua cobertura quando se trata de serviços de telessaúde, enquanto renunciava a praticamente todas as restrições que tinha anteriormente. Isso resultou na disponibilização de serviços de telessaúde a uma gama mais ampla de pacientes.

Este foi um grande benefício para os pacientes e também para os profissionais de saúde. Para os profissionais de saúde, tornou-se uma fonte constante de renda durante a pandemia, que fez com que muitas pessoas passassem por um período muito desafiador. Isso também os ajudou a equipar sua prática para atendimento virtual no futuro.

Além disso, o Medicare, o Medicaid e muitos outros pagadores estão começando a reembolsar os provedores de saúde na mesma taxa, estejam eles em consultas ou virtuais. Em muitos casos, os pagadores comerciais também estão seguindo o exemplo. Eles estão tomando medidas que lhes permitem reembolsar serviços de telessaúde que antes seriam um serviço não coberto.

Todas essas mudanças possibilitaram que os serviços de telessaúde se tornassem uma opção financeiramente sólida. Isso permitiria que os profissionais que desejam permanecer abertos e fornecer cuidados contínuos aos seus pacientes por meio dessa emergência de saúde pública trabalhem sem qualquer tensão ou estresse.

Mazur acrescenta que "Os pacientes e provedores estão confiando na telessaúde mais do que nunca - e essa tendência, sem dúvida, continuará após a emergência de saúde pública, agora que mais pacientes e provedores de saúde estão confortáveis em usá-la e os pagadores podem ver todo o seu potencial para reduzir aumento) gastos médicos."

Um grande escopo para que o telessaúde por vídeo se torne ainda melhor

A tecnologia de telessaúde apenas com vídeo vem com seu próprio conjunto de limitações. Mas quando isso é combinado com a medicina, as possibilidades tornam-se infinitas, e para ajudar a utilizar essas possibilidades, grandes investimentos estão sendo feitos em telessaúde.

TytoCare, por exemplo, acaba de receber a quantia de US$ 50 milhões para investir em seu estetoscópio, otoscópio e termômetro infravermelho, entre outros equipamentos, conectados à telessaúde.

Essa combinação de dispositivos conectados à telessaúde junto com a capacidade fornecida aos consumidores de acessá-los ajudará a estender a qualidade do atendimento que poderia ser prestado aos pacientes. Com as medidas adequadas tomadas para melhorar os serviços de telessaúde, pode até ser capaz de rivalizar com as visitas pessoais.

Por exemplo, uma publicação recentemente falou sobre como a combinação de telessaúde com saúde digital ajudará o campo da cardiologia a se tornar mais automatizado no futuro. Isto é, enquanto a tecnologia que impulsiona a telessaúde continuar a crescer e evoluir como outras tecnologias, incluindo TV e telefone celular.

Com 5G e sua intenção de ajudar a melhorar o acesso à tecnologia de telessaúde, é seguro esperar que muitas inovações estarão chegando nesta área. No entanto, ainda não se sabe se a regulamentação será capaz de acompanhar seu potencial.

Potencial inexplorado e futuro da telessaúde

A razão pela qual a telessaúde é tão popular hoje em dia é porque ela está desempenhando um grande papel durante a crise do COVID-19. No entanto, o andamento das coisas após o controle da pandemia depende da adoção desse serviço tanto pelos pacientes quanto pelos profissionais de saúde. Isso ajudará a estabelecer as bases da telessaúde que ajudará a garantir seu lugar no futuro da saúde.

Na verdade, a telessaúde, assim como a ideia de cirurgias assistidas por robôs, é uma ideia que parecia um pouco futurística demais para se tornar realidade há não muito tempo, mas agora parece que veio para ficar.

Neste ponto, se fecharmos os olhos para o valor da tecnologia de telessaúde, isso pode resultar em muito potencial inexplorado para o futuro imediato e de longo prazo da saúde sendo comprometido.

Embora seja realmente difícil prever como será o mundo pós-pandemia, pode ser uma aposta segura afirmar que a tecnologia de telessaúde continuará a evoluir e prosperar e muito provavelmente se tornará parte de nossas vidas de uma maneira mais permanente. Algumas pessoas no departamento de saúde previram que, no futuro, cerca de 20 a 30% de todas as visitas de rotina serão realizadas por meio da tecnologia de telessaúde.

Na verdade, existe uma grande probabilidade de nos tornarmos ainda mais conectados à nossa própria saúde à medida que formos auxiliados pela tecnologia. A Apple e o Google, que são dois dos maiores gigantes da tecnologia e muitas vezes se veem competindo um contra o outro, anunciaram recentemente que estão fazendo um esforço conjunto para lançar o rastreamento de contatos via Bluetooth. Embora não seja uma solução infalível e não seja tão competitiva e completa quanto a tecnologia que está sendo usada na China, também existem algumas preocupações sobre a possibilidade de exploração de dados e privacidade.

No entanto, existe a possibilidade de que esse esforço possa ajudar a rastrear e identificar pessoas que podem ter entrado em contato com um paciente que já está infetado com COVID-19, com ou sem o seu conhecimento. Isso pode ajudar a prever se haverá focos de surtos antes que fiquem fora de controle.

Uma coisa é certa é que até que haja uma vacina que seja desenvolvida e liberada para consumo em massa, muitas pessoas provavelmente continuarão a proceder com cautela e evitar situações com muita multidão; incluindo hospitais. Grande parte dessas pessoas vai preferir serviços que reduzam o risco e evitem interações desnecessárias, e a telessaúde é um grande exemplo disso.

No entanto, o mais importante a lembrar aqui é que as regras são complexas e estão mudando a uma velocidade como nunca. É provável que, no momento em que você leia este livro, as informações já tenham progredido do que conhecíamos quando escrevemos este livro.

Portanto, qualquer provedor de saúde ou assistente social que planeje alavancar a telessaúde em sua prática deve estar ciente dessas mudanças e deve garantir que eles sejam capazes de permanecer atualizados plenamente até rapidez com as normas e regulamentos que lhes são aplicáveis, bem como os requisitos de conformidade.

Tendo todas as complexidades em mente, é aconselhável que os provedores de saúde consultem o advogado e consultores jurídicos antes de começar a praticar os serviços de telessaúde. Considerando que os indivíduos também devem se certificar de que estão cientes e bem informados sobre a cobertura de seguro e os custos diretos associados a qualquer visita virtual.

Se todas as coisas tomarem uma direção ideal, seria bastante seguro dizer que a constante evolução dos serviços de telessaúde logo se tornará uma daquelas soluções que se tornam uma parte vital de nosso novo normal e que serão o resultado da pandemia COVID-19.

No entanto, também existem algumas coisas que podem ser um obstáculo no progresso deste serviço. Por exemplo, para as seguradoras se convencerem de que devem continuar pagando por atendimento virtual, seria responsabilidade do médico demonstrar que podem trabalhar além do tratamento de simples infeções respiratórias e gripes, e passar a cuidar de pacientes que sofrem de condições crônicas como diabetes e depressão. Dr. Rahul Rajkumar, o diretor médico da Blue Cross Blue Shield da Carolina do Norte diz que, "Do ponto de vista do gerenciamento de custos e qualidade, há muito que não sabemos sobre telemedicina".

Similarmente, a BlueCross BlueShield do Tennessee afirma que, embora tenha garantido sua primeira grande seguradora para fazer a cobertura do pagamento do serviço de telessaúde, eles ainda não foram capazes de determinar quanto isso acabará por custar-lhes e quanto estão dispostos a pagar pelo atendimento. Algumas seguradoras como a Cigma e o plano Blue Cross na Carolina do Norte disseram que continuarão a cobrir o serviço pelo menos até o final do ano em um nível de pandemia.

Dr. Scott Josephs, o Diretor Médico da Cigma disse que: "Precisamos dar aos provedores tempo para se sentirem mais confortáveis". Também é responsabilidade dos médicos e grupos médicos investir na tecnologia necessária para continuar os serviços de telessaúde, bem como treinar a equipe e os assistentes sociais para serem competentes na área a fim de tornar a medicina remota bem-sucedida e valiosa. "Se eles não tiverem tempo, não farão os investimentos", acrescentou o Dr. Joseph.

No entanto, o maior obstáculo que pode surgir no caminho da adoção generalizada por ambos, o governo e as seguradoras, é o custo potencial do serviço.

Com o governo já gastando um total de cerca de US$ 750 bilhões de dólares no orçamento do Medicare a cada ano, os legisladores estão relutantes em aprovar quaisquer projetos de lei que aumentem significativamente este orçamento.

Por outro lado, Sabrina Corlette, um professor de pesquisa da Universidade de Georgetown, que ajudou o autor em um recente relatório sobre como as empresas responderam à pandemia, diz que as seguradoras privadas veem a telemedicina como uma forma de economizar algum dinheiro. "A menos que sejam exigidos pelos estados ou governo federal, muitas operadoras tentarão reembolsar menos pela telessaúde do que por uma visita pessoal", disse ela.

O serviço de telessaúde é uma bênção para aqueles que estão em risco imediato ou em uma emergência. Por exemplo, Sarah Varak, uma paciente de 45 anos com câncer de mama, precisou ser levada às pressas para a sala de emergência quando uma febre a atingiu durante o auge do surto de Chicago em abril. Segundo ela, ela se sentia como se estivesse "caminhando para uma zona de guerra" porque estava com muito medo de pegar o vírus.

No entanto, ela aprecia o fato de agora poder ver seu oncologista por meio de visitas virtuais e não precisa ir à clínica, a menos que seja uma emergência. "Não acho que seja absolutamente necessário ficar cara a cara a cada duas semanas", ela adicionou.

David Collins, 67, é outro paciente que aprecia essa conveniência. Quando o coronavírus atingiu seu pico em março, e como a maioria dos lugares, a Clínica Kelsey-Seybold não estava permitindo a entrada da maioria dos pacientes a menos que fosse absolutamente necessário, Collins não teve escolha a não ser fazer uma visita virtual de 20 minutos para descartar o diagnóstico de coronavírus.

"Eu adorei porque me economizou muito tempo." ele

disse. "Prefiro fazer isso do que dirigir pela cidade e procurar estacionamento."

No entanto, ele não hesitou em fazer uma visita ao consultório para seu *check-up* alguns meses depois. Ele explicou isso dizendo: "É necessário um pouco mais de prática", como fazer um exame físico e fazer exames de sangue adicionais. Ele acrescentou que nem tudo pode ser tratado com uma visita virtual. "Se você quebrar o braço, uma visita eletrônica não vai te ajudar em nada", acrescentou.

Dr. Donnie Aga, um interno que supervisiona telessaúde para o grupo na clínica Kelsey-Seybold, disse que depois de atender cerca de 90 por cento de seus pacientes virtualmente, a clínica quase "voltou atrás". Ele acrescentou que a maioria das pessoas parece preferir visitas em pessoa a compromissos virtuais. "Dava para ver que as pessoas sentiam falta de entrar", acrescentou.

No entanto, quando os casos de coronavírus viram outro nível de epidemia no Texas, a clínica decidiu que eles precisavam dividir as visitas em metade virtual e metade presencial. "Você tem que ter um equilíbrio, com certeza," Dr. Aga disse.

No entanto, ainda não se sabe como médicos e seguradoras teriam sucesso nisso.

Dra. Andrea Gelzer, que é o Diretor Médico Corporativo da AmeriHealth Caritas, uma empresa de assistência gerenciada do Medicaid, disse: "Precisamos ver onde termina o equilíbrio. Se o número total de visitas exceder em muito o pré-Covid, não acho que isso seja sustentável". Ela acrescentou que visitas adicionais que não melhoram a saúde do paciente resultarão apenas em custos mais elevados.

Outro consultor de saúde, Rita Numerof, disse que os médicos têm de ser mais discriminativos sobre os pacientes que devem consultar remotamente. A telemedicina "foi uma solução para um problema imediato". Ela acrescentou que, naquela época, os médicos não tinham critérios claros sobre quais pacientes deveriam ser atendidos e em que circunstâncias e em quais condições.

Muitas pessoas no Congresso já estão convencidas de que a cobertura atual deve ser continuada pelo Medicare. "A pandemia Covid-19 foi uma prova de fogo, mas a experiência até o momento deixou claro que o sistema de saúde está pronto para um acesso mais amplo à telessaúde de forma permanente", afirmou o senador Ron Wyden de Oregan, um democrata que apresentou uma legislação em julho.

O Sen. Lamar Alexander do Tennessee, um republicano e presidente do comitê de saúde do Senado apresentou a Lei de Modernização da Telessaúde no final de julho. Isso provavelmente fará com que algumas das mudanças no departamento de telessaúde se tornem permanentes. Ele disse que a experiência dos quatro meses anteriores "provavelmente significará que centenas de milhões de visitas médico-paciente serão remotas ou on-line".

Quase 20 projetos de telemedicina foram levados ao plenário da Câmara desde maio, bem como quase o mesmo número no Senado, disse Miranda Franco, consultor sênior de políticas do escritório de advocacia Holland & Knight. Ela acredita que a legislação seria aprovada até o final do ano.

Embora alguns dos legisladores sejam a favor da expansão permanente do pagamento do Medicare para uma ampla gama de serviços de telemedicina, há outros que estão preocupados com o custo da tecnologia e o potencial de fraude. "Agora você está falando sobre serviços de reembolso que não reembolsamos antes," Ms. Franco disse.

Por outro lado, também há pacientes que acreditam que o serviço de telessaúde não substitui o atendimento presencial. Jorge Cueto, que está na casa dos 20 anos, afirma que as visitas virtuais costumam ser apenas uma etapa adicional antes de ir ao consultório médico para uma visita de verdade para, digamos, dor de garganta. "É outra taxa, é outro mecanismo de bloqueio", disse ele.

Seus pais também preferem ir ao consultório médico em vez de visitas virtuais. Cueto disse que como seus pais não são fluentes em inglês, eles têm mais facilidade para se comunicar quando falam cara a cara, embora também tenham dificuldade em configurar as videochamadas. "Não acho que eles estariam dispostos a optar pela telessaúde se não fossem obrigados a fazê-lo", acrescentou.

Também é importante observar que ainda existem pessoas que podem não ter acesso a computadores ou *smartphones* para se conectar para as visitas de vídeo. Considerando que as seguradoras também são particularmente cautelosas com os médicos cobrando por telefonemas para acompanhar os resultados do laboratório ou mesmo para dizer a alguém para vir ao escritório.

Por outro lado, Dr. Levy também esclarece o fato de que mesmo alguns dos pacientes que têm acesso a *smartphones* nem sempre podem pagar por consultas prolongadas. Ela acrescentou que ela e seus colegas notaram que algumas pessoas pararam de atender seus telefones no final do mês porque estavam ficando sem minutos. "Isso foi muito revelador para nós", disse ela.

Alguns proponentes também argumentaram que o objetivo da telemedicina não deveria ser reduzir os custos com saúde de modo geral. Em vez disso, seu foco principal deve ser melhorar o acesso dos pacientes aos cuidados de saúde, afirmou Dr. Ateev Mehrotra. O Dr. Mehrotra, que é professor de política de saúde na Harvard Medical School, também acrescentou que seria tolice esperar qualquer economia se mais pessoas também recebessem tratamento. "Esses não se reconciliam", disse ele.

Também é importante que as seguradoras avaliem se a telemedicina é mais eficaz no tratamento de doenças como a depressão do que poderia ser, digamos, para o câncer.

Seria então possível fazer essas distinções no reembolso das visitas virtuais, da mesma forma que é feito para os diferentes medicamentos prescritos.

Dr. Mehrotra concluiu isso dizendo: "não deve haver uma política única de telemedicina".

Outra coisa a ter em mente é que o bloqueio causou uma grande perturbação na forma como as coisas funcionam em todo o mundo. Não será exagero dizer que a pandemia literalmente mudou o mundo em poucos meses. Em todo o mundo, as pessoas foram aconselhadas a ficar em casa e praticar o distanciamento social. Alguns países até começaram a cobrar multas de pessoas que saem de casa, exceto em caso de emergência.

Com todas essas mudanças ocorrendo ao nosso redor, as pessoas começaram a encontrar maneiras de fazer tudo em casa. A maioria das empresas descobriu maneiras de permitir que seus funcionários trabalhem em casa. Compras e entregas online tornaram-se ainda mais comuns. E tão rápido quanto tudo está acontecendo, a maioria das pessoas está se adaptando a esse novo estilo de vida, embora com um pouco de dificuldade.

Também é verdade que hoje em dia muita gente tem medo de ir aos hospitais. Eles não querem correr o risco de serem infetados pelo coronavírus a qualquer custo, então eles preferem lidar com o que estão sofrendo em casa.

Nestes tempos, o serviço de telessaúde é uma ótima solução para muitos problemas. Muitas pessoas têm problemas de saúde que poderiam ser facilmente resolvidos com a orientação certa, sem realmente ter que visitar um hospital. E é aqui que esses serviços são úteis.

Isso pode se tornar fatal muito em breve, pois as pessoas podem atrasar o diagnóstico de algumas doenças graves, tornando-as ainda mais graves. Por isso é necessário que essas pessoas tenham acesso aos serviços de telessaúde.

E não só é benéfico para os pacientes, mas também é

mais conveniente para médicos e hospitais.

A Organização Mundial da Saúde realmente mencionou que o serviço de telemedicina é um dos serviços importantes que serão usados para "fortalecer a política de Resposta dos Sistemas de Saúde ao COVID-19".

Desde o início da pandemia, as pessoas com o vírus começaram a migrar para os hospitais. Como a maioria dos hospitais não estava pronta para lidar com algo dessa magnitude, está se tornando cada vez mais difícil para eles lidar com tantos pacientes. Os hospitais estão lotados, sem lugar para novos pacientes.

Em tempos como estes, ser capaz de diagnosticar os pacientes sem que eles realmente compareçam ao hospital aumenta a conveniência e a segurança dos médicos e também dos pacientes. Minimiza a interação face a face, o que promove diretamente o distanciamento social.

Como está bastante claro que os serviços de telessaúde e telemedicina serão muito importantes nos próximos tempos, a tecnologia já está sendo atualizada o máximo possível.

De acordo com esta nova política, a telemedicina pretende ser um dos principais modelos alternativos de serviço e apoio clínico na ação de otimização da prestação de serviços.

Isso também é necessário para diminuir a desigualdade de serviços de saúde entre os países.

Quando você olha as estatísticas, a diferença se torna ainda mais proeminente. O número de médicos na Austrália é cerca de 5,2 para uma população de 1.000 pessoas, enquanto a Turquia tem cerca de 1,9 médicos por 1.000 pessoas. Também é importante notar que nem mesmo é possível contabilizar o desequilíbrio na qualidade dos suprimentos de saúde e no acesso aos serviços de saúde.

A tecnologia necessária para os serviços de telessaúde pode funcionar muito bem na tentativa de combater essa diferença. Tudo que você precisa é de alguma tecnologia básica que lhe permita ter uma internet e a capacidade de ligar para alguém do outro lado da fronteira, e você pode basicamente lutar contra todas as pequenas doenças em casa.

A estrutura da força de trabalho envolvida na saúde também está mudando rapidamente. Estima-se que um em cada três médicos tem mais de 55 anos de idade. Essa é uma grande maioria.

A razão pela qual este é um problema maior hoje do que há alguns meses é que o vírus COVID-19 é mais fatal para pessoas com mais de 50 anos. E considerando que os profissionais de saúde estão basicamente na linha de frente na luta contra o coronavírus, um terço dos médicos corre um grande risco.

É aqui que a telessaúde pode ser especialmente benéfica. Considerando que esses médicos provavelmente deveriam dedicar seu tempo ao mínimo contato humano possível, eles provavelmente podem ajudar as pessoas por meio de serviços de telessaúde e telemedicina.

A telessaúde também pode ter um benefício direto ao tentar achatar a curva, que é a demanda mais priorizada em todo o mundo no momento.

Na verdade, já houve um aumento na demanda por esses serviços nos últimos meses.

A pandemia realmente desafiou as pessoas a encontrar soluções para muitos problemas que nem pareciam ser um problema no passado e, felizmente, uma boa parte da população mundial está se esforçando ao máximo para trabalhar por um amanhã melhor.

Obviamente, também existem muitas dificuldades neste caminho e alguns obstáculos importantes têm de ser ultrapassados para tornar este serviço acessível a todos.

Um dos principais problemas que precisam ser resolvidos é a falta de médicos e clínicos que possam prestar este serviço.

Embora alguém que já seja treinado em serviços

médicos não precise de nenhum treinamento especial para se tornar um trabalhador do serviço de telessaúde, ainda é necessário algum treinamento básico para entender como funciona. Eles também precisam aprender quais são as limitações deste serviço e como superá-las.

Também deve haver uma linha definida sobre quais problemas não podem ser resolvidos por telecomunicação e quando o paciente precisa ser encaminhado para um centro médico.

Uma vez que essas coisas estejam definidas e colocadas em prática, pode-se aprender como implementar esses serviços para o grande público.

Também é importante estabelecer uma conexão segura entre o provedor de serviços de saúde e o paciente, para a segurança de ambas as partes. Com o aumento dos ataques cibernéticos nos últimos tempos, isso pode ser uma das coisas mais necessárias para tornar isso mais comum.

É seguro dizer que as pessoas já estão trabalhando para atingir todos esses objetivos, mas ainda temos um longo caminho a percorrer.

No entanto, todas essas coisas também provam que, não importa quão longo seja o caminho para tornar a telessaúde uma norma, o serviço está realmente aqui para ser usado. É difícil acreditar que o trabalho que está sendo feito para melhorar a tecnologia utilizada neste serviço e para aprimorar a experiência dos prestadores de saúde e consumidores de serviços de telessaúde será em vão.

Direções futuras

Uma série de tendências estão surgindo nas supervisões clínicas que devem ser consideradas por meio do meio de telessaúde. Algumas dessas tendências são administrativas, enquanto outras se referem a modelos de supervisão. Muitas dessas tendências também incluem sistemas de informação e como os serviços de supervisão deveriam ser avaliados.

Estão surgindo novos paradigmas administrativos que se afastaram da supervisão específica da disciplina um-para-um para a supervisão multidisciplinar e a entrega integrada de supervisão com opções de telessaúde. O uso de supervisão interativa é permitido nessas opções à distância para garantir que os estagiários recebam a experiência e orientação em sua supervisão clínica, bem como em sua supervisão in vivo no local.

De maneira semelhante, utilizar as opções de sistemas de informação inovadores do século XXI, supervisores e supervisionados têm acesso a registros médicos eletrônicos e opções para sistemas mais eficientes de processamento de informações. Os bancos de dados informatizados disponíveis podem ser usados para monitorar e revisar para avaliar e fornecer um resultado.

Paradigmas administrativos

No passado, a supervisão clínica individual ou presencial era a norma. No entanto, agora, várias parcerias de supervisão têm redes e alianças se tornando comuns nas tendências contemporâneas. Uma entrega integrada de supervisão com equipes de supervisores usando televisão interativa e outras formas de telemetria também está se tornando comum.

Modelos de supervisão

As supervisões in vivo individuais e em grupo eram comuns no passado em termos de auxiliares fornecendo supervisão em áreas rurais carentes, privadas de certas áreas de especialização. Atualmente, as orientações de telemetria para supervisão são fornecidas por especialistas qualificados ou equipe de supervisores e especialistas por meio de sistemas interativos de vídeo ou no local.

Sistemas de informação

Anteriormente, os supervisores usavam relatórios em papel, notas e registros médicos para desenvolver sistemas e modelos de supervisão. Com a evolução das tendências, registros médicos eletrônicos, sistemas de suporte on-line, salas de bate-papo eletrônicas, e-mail, arquivos e troca de informações e supervisão por meio da tecnologia de telessaúde estão se tornando cada vez mais úteis.

Avaliação

Anteriormente, listas de verificação tradicionais e resumos narrativos eram usados. Hoje em dia existem estudos de resultados baseados em dados de computador e uso de tecnologia de computador no monitoramento contínuo e avaliação de supervisionados.

Os avanços que estão sendo feitos na educação sobre tecnologia e prestação de cuidados de saúde incluem o uso da telemedicina e telessaúde para intervenção em crises, avaliação, tratamento e educação de profissionais e pacientes. O uso de telessaúde e telemedicina para uma variedade de serviços de saúde é examinado na América rural. Isso incluiu a supervisão de estagiários de saúde a enfermos em uma unidade de saúde rural regional.

Até agora, os esforços têm variado de circuitos fechados de televisão a levar consultas clínicas e cuidados de saúde a pacientes a alguns quilômetros de distância. Os uplinks de satélites também são usados para fornecer consultas clínicas, ao passo que resultados promissores foram observados por meio do treinamento de profissionais de saúde em sites regionais.

A distribuição geográfica desigual de recursos de saúde foi reconhecida pelo setor de atendimento gerenciado. Os novos modelos de avaliação, tratamento, prevenção e consulta refletem esse reconhecimento da necessidade da prestação de cuidados de saúde em um ambiente economicamente eficaz em termos de custos.

Basicamente, a telessaúde é vista como o uso das telecomunicações. Este serviço conecta provedores de saúde a seus pacientes por meio do uso de transmissão de áudio e vídeo bidirecional ao vivo em grandes distâncias. Permite um diagnóstico, tratamento e outros serviços de saúde eficazes.

O foco na entrega de serviços é enfatizado por meio desta definição. Também funciona por meio de um senso de preocupação com a prestação ética de serviços e a confidencialidade das necessidades de saúde de nossa sociedade.

Em suma, não há dúvida de que a base de conhecimento e as alternativas experimentais oferecidas pela telemetria aumentaram a exposição à supervisão de fatores críticos; apesar de todos os cuidados e preocupações válidos em relação ao uso da telessaúde na supervisão.

Fatores como acesso a conhecimentos especializados estão incluídos nisso, os quais não precisam estar disponíveis de outra forma. Outros fatores, como a rapidez na obtenção das informações e orientações necessárias e a economia de redução de custos para os estagiários na população não merecida, também estão incluídos.

Os supervisionados podem experimentar os benefícios de ter uma supervisão fornecida por especialistas experientes com a ajuda da telessaúde. Eles podem não ter tido a oportunidade de aprender essas habilidades de especialistas experientes de outra forma.

Antes de começar a praticar como provedor de serviços de telessaúde, há uma série de coisas que você precisa saber de antemão.

É uma grande responsabilidade ser um provedor de serviços de telessaúde. Você tem que ser muito bem informado sobre o assunto e também sobre todas as coisas que envolvem a prática.

A primeira coisa que você precisa estar ciente é as políticas e procedimentos.

Um fato interessante sobre as políticas de leis de telessaúde é que, de acordo com uma pesquisa anual feita pelo CCHP, não há dois estados que abordem a telessaúde da mesma forma.

Qualquer estado pode reembolsar a telessaúde, desde que a eficiência, a economia e, o mais importante, a qualidade do atendimento prestado pelo serviço seja satisfatória. O controle para decidir como estruturar e administrar a política de telessaúde é quase inteiramente dado ao chefe de estado. Se um estado estiver planejando reembolsar serviços prestados por meio de serviços de telessaúde, eles não são obrigados a apresentar uma emenda do plano estadual (SPA), desde que sejam reembolsados da mesma forma ou no mesmo valor que os serviços prestados pessoalmente.

O que é confuso aqui é que todos os cinquenta estados têm uma abordagem diferente para os serviços de telessaúde. E embora suas políticas possam se sobrepor muito, ainda pode ser confuso para os provedores de serviços de telessaúde que viajam para manter o controle do ambiente em que estão praticando atualmente.

Pagadores privados

Existem muitos planos de seguro pagadores privados que reembolsam serviços prestados por meio de telessaúde. No entanto, não há exigência de lei federal para que esses pagantes forneçam cobertura para qualquer tipo de serviço de telessaúde que seja prestado.

Como as leis variam de estado para estado, existem alguns que aprovaram suas próprias leis privadas que acabam afetando os planos privados de pagamento que operam nesses estados.

Existem 39 estados que atualmente possuem algum tipo de lei de reembolso relacionada a pagadores privados. Alguns desses estados exigem algum tipo de reembolso, enquanto outros têm uma lei que prevê o reembolso no mesmo nível do atendimento presencial sob certas condições.

Os regulamentos que regem a telessaúde também variam entre os estados. Há uma limitação para o licenciamento entre estados de profissionais de saúde que passa a ser a mais restritiva.

No entanto, padrões especiais de telessaúde estão sendo lançados pelos conselhos estaduais de profissionais de saúde para ajudar a melhorar as condições dos profissionais de seu estado.

Legislação de telessaúde pendente

Existem novas legislações federais e estaduais que são introduzidas todos os anos para tratar e tentar reduzir as barreiras ao uso de serviços de telessaúde. Na verdade, em nível estadual, mais de 160 projetos de lei relacionados à telessaúde foram apresentados no legislativo de 2018. A maioria dessas contas tratava do reembolso entre pagadores privados, tratava do licenciamento entre estados e estabelecia um padrão de conselho profissional para serviços de telessaúde. Houve também algumas legislações que buscaram estabelecer os programas-piloto de telessaúde a fim de testar a eficiência e a relação custo-benefício dos programas-piloto de telessaúde.

Registros médicos

Os registros médicos necessários para os serviços de telessaúde devem seguir o mesmo padrão exigido para as consultas médicas tradicionais. Além disso, o provedor de saúde deve ter uma cópia de todas as informações relacionadas ao paciente, comunicações eletrônicas, testes e resultados de laboratório, avaliações e consultas, prescrições, registros de cuidados anteriores e quaisquer instruções produzidas em conexão com a telemedicina. Os estados que exigem consentimento informado também exigem que você mantenha uma cópia junto com esses registros.

Privacidade e segurança dos registros do paciente e troca de informações

Esta é uma das poucas leis que se aplicam a todos os estados. Todas as leis federais e estaduais exigem que um provedor de serviços de telessaúde respeite a privacidade e a segurança dos registros médicos e das informações de saúde. Isso inclui a conformidade com HIPAA, HITECH, bem como regras e leis de privacidade, segurança, confidencialidade e retenção de registros médicos.

Todos os dados que são transmitidos por prestadores de saúde por meio eletrônico devem ser enviados por meio de uma criptografia que atenda aos padrões atuais. Isso se aplica a áudios, vídeos, fotos, texto escrito etc.

Os dispositivos que são usados para transmitir todas essas informações também devem estar atualizadas com um software de segurança para evitar quaisquer ataques cibernéticos que possam ocorrer. Também deve haver um plano de backup no que diz respeito à comunicação com os pacientes que os profissionais de saúde devem ser capazes de colocar em ação caso ocorra uma falha tecnológica. É importante que o paciente também seja informado desse plano com antecedência.

Divulgações e funcionalidade em serviços online

É importante que o paciente esteja ciente dos serviços que são oferecidos online por meio dos serviços de telessaúde, e isso pode ser feito tendo total divulgação com os pacientes.

Referências para serviços de emergência

Isso é particularmente mais importante para assistentes sociais que planejam fornecer serviços de telessaúde. Existem alguns casos que só podem ser tratados por médicos especialistas. Portanto, é necessário que o profissional de saúde que pratica a telemedicina tenha um plano de emergência estabelecido que possa ser implementado se as informações que obtiverem indicar um problema grave com o paciente que não possa ser atendido pelos serviços de telessaúde.

Este plano deve ser conveniente para o paciente seguir em caso de emergência e deve igualmente incluir um protocolo formal por escrito que possa ser apropriado a todos os serviços prestados por meio de serviços de telessaúde.

Em conclusão, a prática dos serviços de telessaúde deve estar em sintonia com os padrões das práticas médicas tradicionais. A intenção deste serviço é melhorar a acessibilidade aos cuidados de saúde, pelo que é necessário que também se mantenha dentro desses padrões.

Outra coisa a ter em mente é que a telessaúde também tem seu próprio conjunto de contras. E tão importante quanto estar ciente das vantagens, é igualmente importante olhar para os contras também.

Embora todo este livro tenha examinado os prós dos serviços de telessaúde em detalhes, aprender sobre os contras também dá uma perspetiva melhor para as coisas e permite que elas melhorem no futuro.

Portanto, aqui estão alguns dos contras desses serviços em comparação com seus prós.

Contras dos serviços de telessaúde

É verdade que quase qualquer pessoa pode treinar para se tornar um provedor de serviços de telessaúde. No entanto, você deve ter em mente que não é uma tarefa fácil. É necessário que uma pessoa passe por um treinamento muito técnico e uso de equipamentos para ser elegível para fornecer este serviço ao público em geral.

Claro, isso também depende da extensão dos serviços que você pretende fornecer. Em geral, um assistente social que presta serviços sociais de saúde não precisa estar no mesmo nível que um médico, mas ainda precisa aprender e entender perfeitamente o que está fazendo e onde está em todo o cenário.

Outro grande problema com esses serviços, na verdade, surge da sua maior vantagem: a acessibilidade. Basicamente, qualquer paciente no mundo agora pode se inscrever em provedores de serviços de telessaúde com apenas alguns cliques. O único requisito é uma *webcam* e uma boa conexão com a Internet, e você pode simplesmente entrar na Internet e fazer uma solicitação. O problema com isso é a falta de consistência; e isso funciona de duas maneiras diferentes.

Conforme a demanda aumenta, haverá falta de abastecimento. Há um número limitado de pacientes que um número específico de médicos e assistentes sociais pode atender. E embora o objetivo aqui seja resolver esse problema, há outro problema.

Quando um paciente é atribuído aleatoriamente a um provedor de saúde, o servidor provavelmente não tem conhecimento de seu histórico médico. Então, tudo o que eles estariam fazendo é avaliar a situação atual do paciente sem todo o contexto necessário para fazer um exame adequado. Depois dessas questões, é preciso haver um sistema adequado de coleta de dados e como tudo funciona nesses serviços.

Algumas das pessoas que têm uma abordagem mais crítica em relação a esses serviços acreditam que um exame físico é necessário para fazer um diagnóstico adequado. Eles acham que os serviços de telessaúde são impessoais. E embora o que eles acreditam não seja totalmente verdade, também não é totalmente falso.

Também é importante lembrar que nem tudo pode ser diagnosticado e resolvido pelos serviços de telessaúde. Há problemas que precisam de um exame físico e é importante entender quando uma videochamada não será suficiente.

No entanto, se olharmos para o quadro geral, os prós superam os contras de longe. Mesmo que haja alguns contras nos serviços, isso não significa que o bem que esses serviços trazem possa ou deva ser esquecido.

Outro obstáculo para tornar a telessaúde uma norma é a falta de cobertura de seguro. Atualmente, existem apenas 26 estados que exigem que as seguradoras cubram e reembolsem os custos da telemedicina. Quando os profissionais de saúde não obtêm os benefícios devidos desses serviços, é menos provável que queiram mantê-los em vez de optar por visitas internas.

No entanto, também é importante observar que as leis estão constantemente mudando neste caso, especialmente desde o colapso causado pela COVID-19, portanto, isso pode não ser um grande problema no futuro próximo.

Os serviços de telessaúde também não podem substituir o atendimento de emergência. Pode parecer que a telessaúde pode ser uma opção melhor do que correr para o hospital, já que o profissional de saúde está apenas a uma ligação, mas pode não ser o caso. Quando você corre para o hospital, pode ter cem por cento de certeza de que um médico estará disponível para atender à sua emergência. Mesmo que seu médico regular não esteja por perto, alguém cuidará de seus problemas.

No entanto, o mesmo não pode ser verdade sobre os serviços de telessaúde. Provavelmente, você tem apenas um profissional de saúde que o atende regularmente por meio de comunicações de telessaúde. Nenhuma pessoa pode estar disponível o tempo todo; isso é humanamente impossível.

Eles provavelmente têm outros pacientes para ver, eles têm suas vidas pessoais, eles têm que comer, dormir e fazer outras tarefas. Portanto, se um paciente está passando por uma emergência, ele pode não conseguir falar com seu médico regular.

Tentar encontrar um novo também pode não ser uma boa ideia. Um novo provedor de serviços de saúde não terá conhecimento de seu histórico médico. Portanto, eles não serão capazes de lhe dar o tratamento mais preciso de que você precisa.

Quando eles conseguirem estudar sua história e sua condição atual, pode ser tarde demais para sua emergência.

O profissional de saúde não pode realmente examinar seu paciente. Na maior parte, eles têm que confiar no autoexame do paciente durante uma sessão de telemedicina. O profissional de saúde pode fazer quantas perguntas quiser, mas isso não substitui um exame físico real. Em última análise, eles têm que trabalhar com as informações que o paciente lhes fornece. Portanto, se um paciente, consciente ou inconscientemente, omite informações importantes que, de outra forma, seriam perceptíveis em uma visita pessoal, os profissionais de saúde não serão capazes de fornecer um diagnóstico preciso. Isso também comprometerá a qualidade do tratamento.

Além disso, se o paciente tem um problema que exige algum tipo de equipamento para ser avaliado, toda a consulta de telessaúde pode perder o sentido, pois, afinal, ele terá que ir a uma clínica. Isso não beneficiará as pessoas que têm algumas dificuldades ou obstáculos para chegar ao hospital.

No entanto, para as pessoas que podem visitar o médico, isso ajudará o paciente a entender se eles precisam ir ao médico ou se podem ser tratados por meio de reuniões virtuais, por isso pode não ser totalmente inútil, pois isso os poupará algumas viagens ao doutor.

Como já discutimos em detalhes, o licenciamento também pode ser um grande problema. Visto que as leis estaduais variam entre os diferentes estados, ainda será difícil praticá-las além das fronteiras estaduais. Portanto, a acessibilidade ao serviço ainda não é tão possível quanto gostaríamos. Assim, até que o governo federal chegue a uma conclusão definitiva sobre as diretrizes traçadas para os serviços de telessaúde, ainda estará em dificuldades.

Por mais avançada que a tecnologia tenha se tornado, nem sempre ela é confiável. Pode ser um desafio encontrar a plataforma digital certa para praticar os serviços de telessaúde. Mesmo que um provedor de saúde encontre uma plataforma que funcione perfeitamente para ele, nem sempre é a melhor opção para todos os seus pacientes. A maioria dessas plataformas requer uma conexão forte com a Internet. Estima-se que cerca de 10% dos americanos ainda não têm acesso à internet. Se um paciente tiver uma conexão fraca ou nenhuma conexão com a Internet, pode ser muito difícil para ele receber atendimento de alta qualidade.

Para adicionar a isso, tanto o provedor de cuidados quanto os pacientes também precisam ter dispositivos inteligentes que suportem essas plataformas de serviço de telessaúde. Qualquer serviço de telessaúde adequado só pode ser bem-sucedido com o uso dessas plataformas.

No entanto, por mais difícil que seja de acreditar, cerca de 19% dos americanos ainda não possuem um *smartphone* ou qualquer dispositivo inteligente que ofereça suporte a este serviço. O resultado disso é que, se alguém precisa de assistência médica por meio da telemedicina, mas não tem condições de pagar um aparelho ou emprestá-lo de uma pessoa confiável, seria quase impossível para ela ter acesso a qualquer serviço de telessaúde.

Considerando que o objetivo final dos assistentes sociais que prestam serviços de telessaúde é ou poderia ser ajudar as pessoas menos afortunadas e necessitadas, isso pode ser um grande obstáculo em seu caminho.

Pode-se argumentar que as marcações podem ser realizadas por telefone. No entanto, sem avaliação visual, será ainda mais difícil para o profissional de saúde prestar a assistência adequada exigida pelo paciente.

O provedor de saúde também deve ter certeza de que o serviço escolhido para praticar a telemedicina é seguro e totalmente compatível com as leis de privacidade. O amplo acesso à Internet tornou o *hacking* e outros crimes online muito comuns. Portanto, a responsabilidade de garantir que os dados compartilhados durante uma reunião de consulta de telessaúde permaneçam seguros recai sobre os ombros do provedor de saúde.

A diferença de geração também pode ser um problema. A razão pela qual os serviços de telessaúde estão florescendo no momento é porque eles dependem exclusivamente de tecnologia. Para a geração mais jovem, é como sua segunda língua. Além disso, o ritmo de vida desta geração faz com que valorizem a conveniência que vem junto com a opção de usar opções digitais de saúde.

No entanto, o problema atual é que a geração mais jovem não precisa muito desse serviço. Não são eles que frequentam os hospitais e podem facilmente dispensar o serviço. É a geração mais velha que realmente precisa desse serviço e pode se beneficiar dele. Mas eles ainda lutam com a tecnologia e não a usam com tanta frequência, por isso pode ser difícil para eles aprenderem a usar essa tecnologia.

Isso pode se tornar uma barreira óbvia para os pacientes idosos, embora possa realmente beneficiá-los mais, já que eles têm dificuldade para ir ao médico sempre que precisam.

O mesmo pode ser verdade para pessoas que vivem em áreas rurais. Como eles não têm tanto acesso à tecnologia quanto as pessoas mais afortunadas, eles não serão tão experientes em tecnologia. Portanto, as mesmas questões que os idosos podem aplicar a eles também. Embora praticamente falando, eles podem precisar desse serviço mais do que as pessoas que têm melhor acesso à tecnologia.

O bom, porém, é o fato de que as pessoas por trás desses serviços já estão cientes desses problemas. Eles sabem o que são os obstáculos que precisam ser superados e estão trabalhando o melhor para garantir que esses problemas sejam resolvidos o mais rápido possível.

Uma vez que beneficia tanto o paciente quanto o provedor, como opção mais fácil de acesso ao atendimento, é algo que está em constante aprimoramento. A maioria dos especialistas em saúde concorda que as vantagens desse serviço superam em muito as desvantagens. Consequentemente, as pessoas estão encontrando soluções para a maioria dos pontos negativos que vêm com ele, a fim de torná-lo ainda melhor.

Então, vamos dar uma última olhada nas vantagens deste serviço que irá garantir que ele permaneça aqui para sempre.

Vantagens do serviço de telessaúde

Há uma razão para que, apesar de ainda enfrentar alguns obstáculos importantes, o serviço de telessaúde esteja prosperando e continuará a crescer como uma indústria no futuro. Isso se deve às inúmeras vantagens que o acompanham.

O benefício mais importante desse serviço é que ele reduz o custo de uma consulta médica quase pela metade. O médico ainda exigirá que o paciente pague uma taxa pela consulta, mas ele pode economizar dinheiro com o transporte, a taxa de hospital e outros custos que surjam quando você tiver que sair de casa. Portanto, dar aos pacientes a oportunidade de ver um médico de qualquer local em que estejam, pode economizar muito dinheiro.

Além disso, quando os assistentes sociais investem na prestação de serviços de telessaúde, podem basicamente reduzir o custo das consultas virtuais a um valor mínimo, pois o paciente terá no máximo que pagar pela eletricidade e internet que precisa usar, além dos medicamentos que exigem.

Esta é a premissa em que se baseia todo o serviço. Como o serviço de telessaúde é alimentado pela tecnologia digital, é mais fácil fornecer serviços a pessoas que, de outra forma, não poderiam ter acesso a ajuda médica.

A verdade é que existe uma escassez de médicos que aumenta constantemente. Portanto, esse serviço pode ser usado para chegar a lugares onde um médico não pode fazer. E uma vez que o mundo se tornou uma Aldeia Global devido à inovação galopante no mundo da tecnologia, dificilmente há alguém que não possa se beneficiar deste serviço com um pouco de trabalho duro.

A telessaúde também está mudando o paradigma como um modelo de negócios ao promover o atendimento ao consumidor. Os médicos agora podem estender seu trabalho além das instalações físicas e tratar os pacientes com mais liberdade de horários e locais, criando um modelo melhor para os pacientes e para eles próprios.

Outro grande benefício do serviço é que ele economiza muito tempo para o paciente e para o prestador de cuidados. Isso permite que os médicos trabalhem mais e prestem melhor atenção aos pacientes.

Além disso, também os ajuda a obter melhores receitas com seu trabalho. Essa receita também pode ter uma vantagem competitiva, pois é mais provável que o paciente continue usando o serviço quando for conveniente para ele.

Este é um grande problema especialmente nas áreas rurais, onde os pacientes sempre deixam de comparecer às suas consultas. Mas por outro lado, se você conseguir o serviço sem sair de sua localização atual, há algum motivo para não comparecer ao compromisso?

Isso também pode ser um incômodo para os médicos, uma vez que as consultas presenciais podem fazer com que eles fiquem sujeitos à perda de tempo e tenham que ajustar tais pacientes em consultas posteriores. Com os serviços de telessaúde, pode haver uma grande redução desses problemas, já que os pacientes têm maior probabilidade de aparecer, a menos que surja alguma grande emergência.

Além de aumentar a probabilidade de todos os pacientes comparecerem às consultas o tempo todo, o serviço de telessaúde também aumenta as chances de satisfação com o atendimento médico geral que lhes é prestado.

Embora tenhamos conversado sobre os problemas que podem impedir a telessaúde de fornecer cuidados de alta qualidade, ela também pode ajudar a melhorar a qualidade dos cuidados de saúde. Isso é especialmente verdadeiro para áreas rurais, mas também pode ser aplicado a outros lugares. A tecnologia pode permitir um melhor transporte de entrega e tratamento de condições agudas.

Pode ajudar a manter o pronto-socorro em melhores condições, pois pode ser usado para reduzir muitas visitas desnecessárias ao pronto-socorro, facilitando a manutenção. Os pacientes também podem ser mantidos isolados, pois não precisam se deslocar até que seja absolutamente necessário, o que facilita o distanciamento e a prevenção da propagação de qualquer vírus, infeção ou bactéria.

Também ajuda a reduzir o esforço do lado dos pacientes. Esse é um ponto especialmente importante a se observar, uma vez que a satisfação dos pacientes é um indicador chave de desempenho em telessaúde e também nos serviços médicos em geral. O reduzido esforço que o paciente precisa fazer para conseguir o serviço permite que sua experiência melhore drasticamente.

E mesmo que eles recebam mais ou menos o mesmo serviço que receberiam se tivessem visitado uma clínica, o estresse reduzido tem um efeito psicológico que lhes dá mais satisfação. Embora possa ser argumentado que este é um efeito direto da redução do incômodo e do custo.

Além de permitir que o médico veja o paciente sem que nenhum dos dois saia de casa, também possui serviços automatizados que lembram o paciente de fazer o acompanhamento de sua saúde e de tomar remédios e outros serviços.

Atua como um canal para priorizar de forma mais rápida o atendimento, acionando cada caso e melhorando a comunicação por meio da captura e armazenamento dos dados dos pacientes para melhor tomada de decisão médica. Isso ajuda o fluxo de trabalho clínico geral a aumentar a eficiência.

De modo geral, quando um médico atende um paciente, ele não pode salvar a experiência de forma alguma para que seja útil para outros pacientes. No entanto, os serviços de telessaúde permitem que muitos dados sejam armazenados, os quais podem ser usados posteriormente para ajudar outros pacientes que sofrem de doenças semelhantes.

Isso também permite que os pacientes salvem seus registros e os encaminhem para seus médicos, em vez de ter que fazer tudo em tempo real. As fotos também podem ser compartilhadas para examinar questões como manchas e feridas.

Claro, há muitos problemas que não podem ser resolvidos com os serviços de telessaúde. Alguns ferimentos graves, doenças e outras enfermidades requerem uma visita ao médico. Mas essas são questões importantes que acontecem com menos pessoas em geral.

Mas a quantidade de conveniência que os serviços de telessaúde podem fornecer à maioria das pessoas é definitivamente algo que precisa ser tornado mais comum e todos devem estar cientes disso.

Conforme afirmado inúmeras vezes antes, os serviços de telessaúde são mais acessíveis e convenientes como cuidados de saúde para os pacientes. Esta é a força motriz básica por trás do campo. Na verdade, ele foi originalmente desenvolvido nos Estados Unidos para controlar a escassez de serviços médicos de saúde em todo o país, especialmente em áreas remotas.

No entanto, eles se expandiram tanto agora que os médicos residentes nos Estados Unidos podem fornecer cuidados de saúde para pessoas em países do terceiro mundo sem muitos problemas. Além de conseguir quebrar as barreiras geográficas que acompanham as práticas médicas, esses serviços também desenvolveram um modelo de prestação de serviços de saúde muito melhor e muito mais conveniente para os pacientes.

Esses serviços também tornaram muito mais fácil estender o acesso a outros especialistas quando necessário. Se você é apenas um assistente social treinado na prestação de serviços de telessaúde, pode não ser qualificado o suficiente para lidar com questões maiores; como se aquela pinta pode ser um sinal de câncer. Nesses momentos, você pode orientar o paciente a consultar um especialista. Isso ajuda o médico especialista, assim como ele não precisa perder tempo atendendo muitos pacientes por motivos menores. Em vez disso, eles podem apenas atender os pacientes quando houver uma necessidade real, para que possam prestar mais atenção aos casos graves.

A única coisa indiscutível é que os serviços de telessaúde incentivam muito mais a comunicação entre os pacientes e seus prestadores de serviços. Eles não precisam se preocupar em visitar seu médico por questões menores. Em vez disso, eles podem consultar seu provedor de telessaúde sem causar muitos problemas. Isso também significa que há uma melhor oportunidade de fazer mais perguntas e obter mais respostas; fazer com que ambas as partes estejam completamente cientes da situação em que você se encontra.

Na verdade, eles melhoram a qualidade do atendimento prestado aos pacientes, tornando mais fácil para os prestadores de cuidados verificá-los e se certificar de que tudo está indo bem. Quer estejam usando um sistema de monitoramento remoto de paciente mais extenso para observar o coração do paciente, ou fazendo um *videochat* para responder a perguntas sobre medicamentos após uma alta hospitalar - a telemedicina leva a melhores resultados de tratamento.

Conclusão

Em última análise, ser um provedor de serviços de telessaúde é uma coisa nobre. Isto é especialmente verdadeiro para assistentes sociais, visto que estão neste serviço apenas com o propósito de ajudar os outros. Sem obter muitos benefícios para si próprios, eles dedicam uma boa parte de suas vidas para tornar a vida de outras pessoas melhor.

E é disso que trata o serviço de telessaúde; para ajudar outras pessoas com facilidade de acesso. Com todos os seus benefícios, desvantagens e obstáculos, ainda é algo que pode ajudar a melhorar a saúde do público em geral em grande escala.

Portanto, se você está planejando se tornar um provedor de serviços de telessaúde, certifique-se de que está fazendo um ótimo trabalho e isso ajudará a tornar a sociedade um lugar melhor.

Há muitas coisas que você precisa aprender de antemão, especialmente como assistente social neste serviço. E você também aprenderá muitas coisas ao longo do caminho.

É importante que as pessoas que desejam ser prestadoras de serviços de telessaúde sejam devidamente treinadas para o serviço. Muitos pacientes confiarão suas vidas a eles.

Para tanto, é necessária a abertura de centros de treinamento adequados. Porém, atualmente, não existem muitos locais que oferecem esse tipo de treinamento. É por isso que compilamos todas essas informações neste livro para ajudar as pessoas que desejam aderir a este serviço.

Este não é um substituto definitivo para o treinamento adequado, mas pode ser um guia muito útil.

No entanto, para se tornar um provedor de telessaúde, é necessário um planejamento adequado e muita reflexão. Portanto, certifique-se de estar completamente ciente da situação antes de pular sem pensar muito.

Lembre-se que é um serviço no qual vale a pena investir seu tempo, pois você estará contribuindo diretamente para a melhoria da sociedade.

fonte Tiempos Text | Celias
impressão Ingram
primeira edição março, 2022

www.ingramcontent.com/pod-product-compliance
Ingram Content Group UK Ltd.
Pitfield, Milton Keynes, MK11 3LW, UK
UKHW021643190726
13853UKWH00001B/19

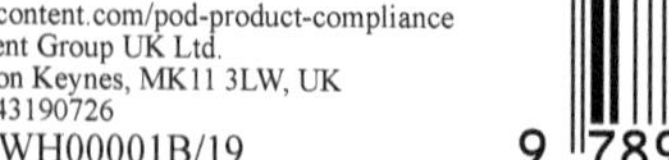

9 789899 069213